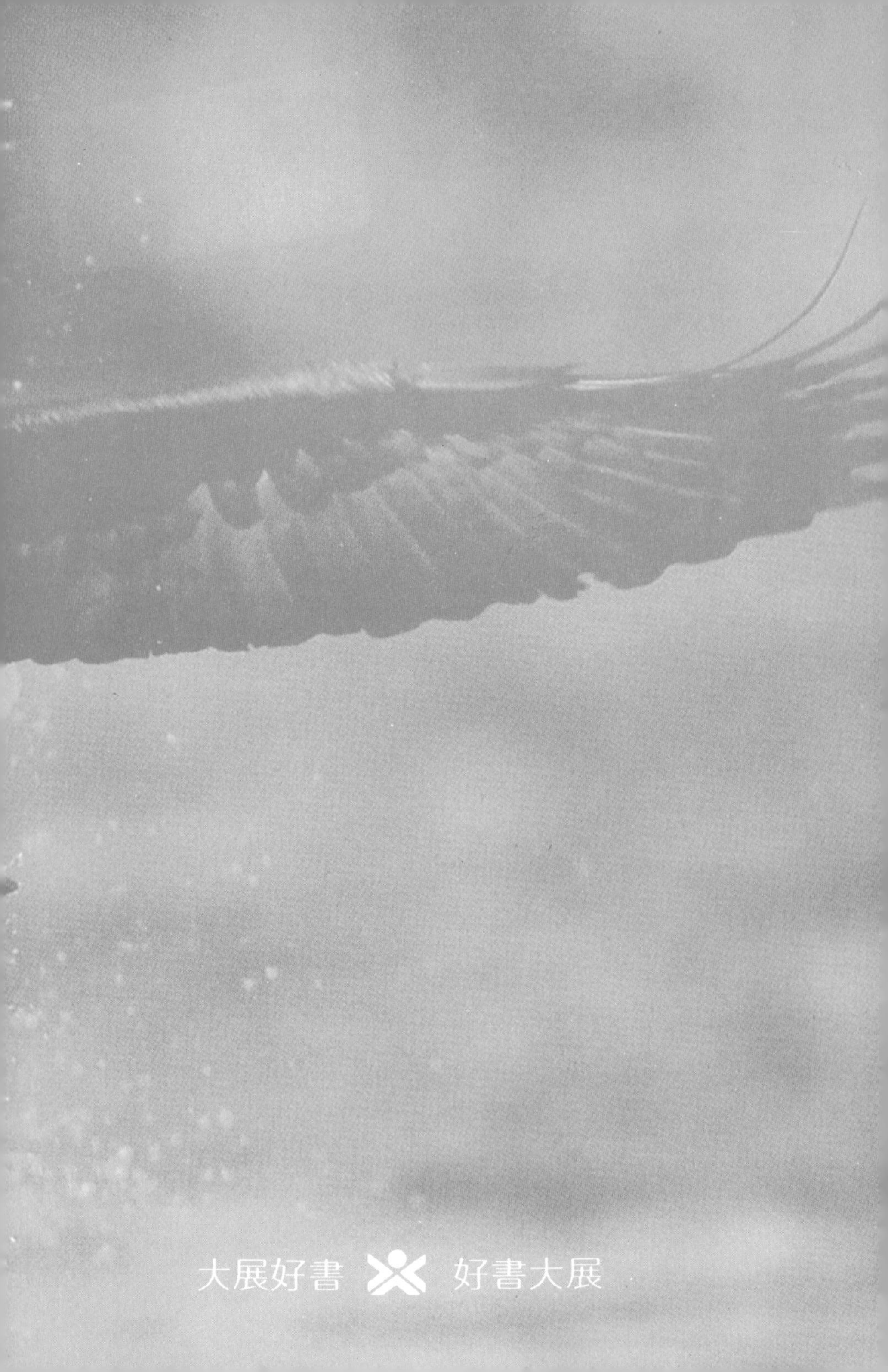
大展好書 好書大展

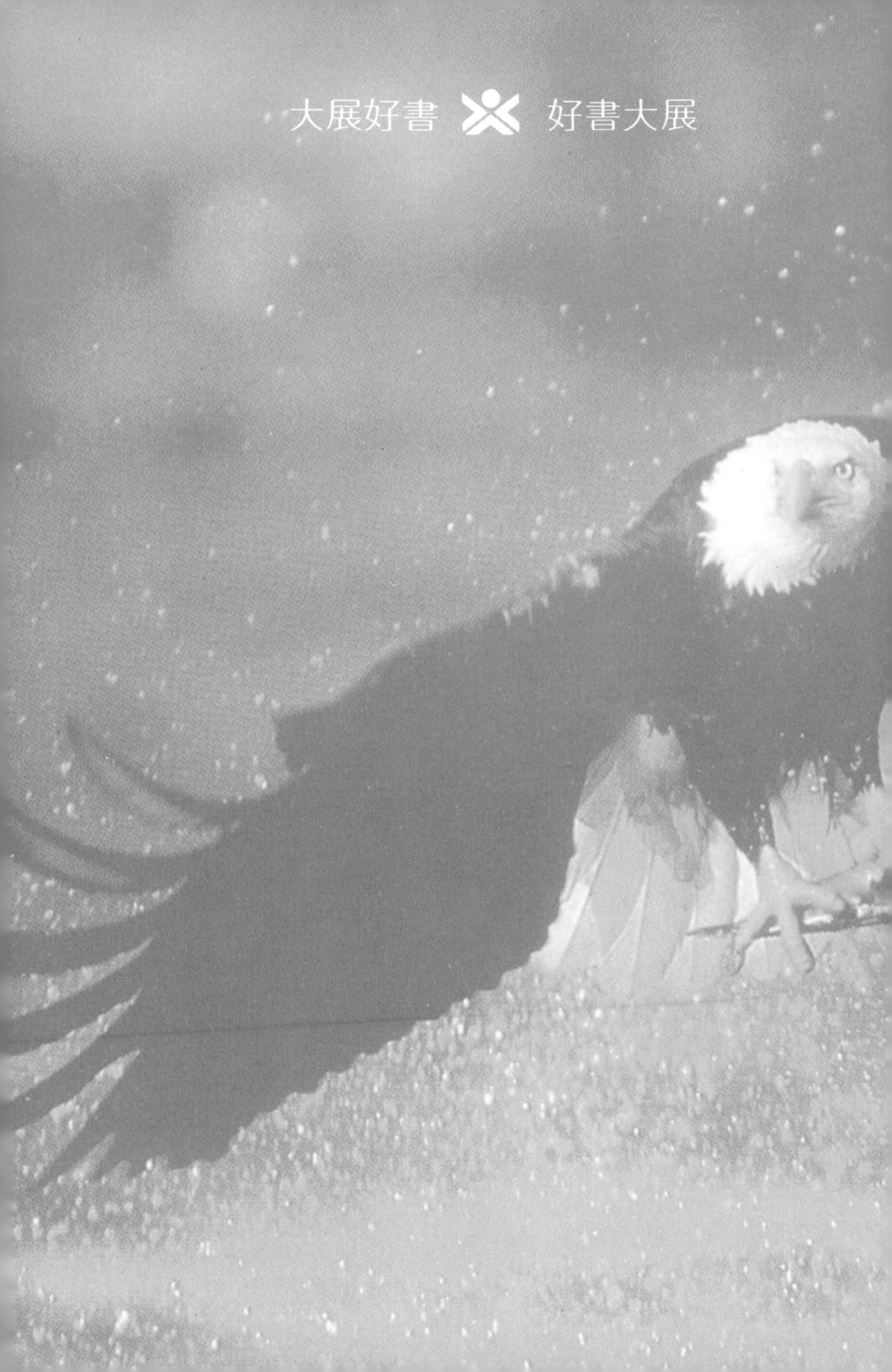
大展好書
好書大展

家庭醫學保健

69

怎可盲目減肥

家庭醫學保健編輯群

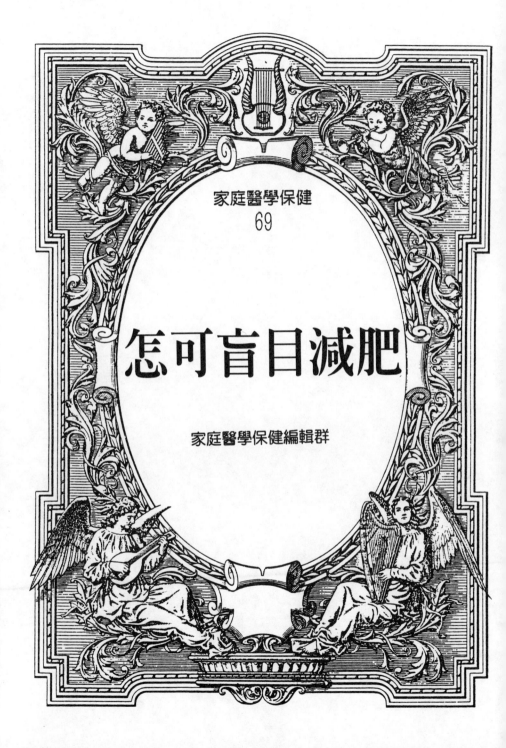

序　言

●爲了吃而活著的人們

在街上，看到不少走路時看來好像很辛苦，身軀非常龐大的年輕男女，不禁納悶他們是否「為了吃而活著」，以「吃即是人生最大的享福」為信念，過著「民以食為天」的生活型態。

這些人若為了維持健康，預防成人病的發生，本應該保持身材苗條，但是，他們對於要讓身體瘦下來，幾乎是漠不關心，即使偶爾因為其他的問題到醫療機構去，一旦醫師提及「減肥」兩字時，他們往往就視為畏途，從此不再上門。

更令人吃驚的是，被稱為「厭食症」，瘦得低於標準體重二十％的人前去醫院求助。而且大部份是女性。

不會太胖，堪稱標準的人，一心想再瘦一點，已經瘦得不像話的人，卻還想更「苗條」，不願有一點贅肉，至於那些過胖的人，竟從未想到要讓自己的體重恢復正常，究竟是什麼樣的心態，使有些人熱衷於減肥，想為自己嚴格執行減肥計劃呢？再者，比標準體重多出十％所謂「豐滿型」的女性，由醫師的眼光來看，她們應該是很健康的，但是，她們為何拼命想瘦一點呢？

以男性來說，絕大多數的人即使在自己身軀日漸龐大時，也幾乎對如何讓自己瘦下來一事漠不關心，這是令人百思不解的。還有，女性在當她們身軀愈來愈臃腫時，有時也會毫不在乎。

本來，進入青春期之後，女孩會有初潮及乳房開始發達等性徵的出現，只有身體逐漸成熟為成年女性，然而，心理亦即精神面的發達，卻跟不上身體的發達。因此，在此時期因為她們過度意識到異性及自己，所以對於異性及自己的言行舉止也變得極為敏感，每次因這些問題而大為苦惱的情形也就隨之增加，而此時女孩們會意識自己的「身材」，所以當然會產生不願意過胖的想法。

青春期的女孩，將近九十％希望自己保持苗條的身材，這個統計數字代表了許多意義。

想瘦身的困難性

當這些青春期的女孩們升上大學，或成為辦公室女職員時，本來稍微胖一點的人，也在不知不覺中變得苗條了，不再像以前那麼豐滿，而幾乎不胖的人，那大概是因為她們對自己的身材已經有了自信的緣故。如果這麼想的話，青春期的肥胖也許可以歸因於生理因素，也就是說，它是在成為一個成熟女性的過程中的必經之路。因此，一方面本來是肥胖兒童的人，一直保持這種狀態而繼續肥胖下去的男女，可以說是沒有達到標準體重而活下去的自信，他們對於成為「窈窕淑女」、「瀟灑紳士」，懷著各種自卑感。

另一方面，也有情形特殊的人，也就是由於職業關係，體型非得壯碩不可的人，例如：相撲、摔角選手，足球及橄欖球選手等。

因為有這麼多的女性有強烈的意願，希望自己能瘦一點，所以市面上出版了許多有關如何減肥的書籍，不過，無論有多少有關減肥方面的報導，人們也不會感到厭煩，而一直不斷有新的資料在媒體上出現。這是否意味著，要變瘦一事變得比以前困難了？

「吃」，是人為了生存下去最重要的一部份，食慾和情緒亦即心理動向有著極為密切的關係，因此，當四周的氣氛好，個人的心情也佳時，會津津有味地吃下適當的量，但當情緒不佳時，食慾會極度減少或增加，而吃的量也異常地增減。如上所述，食慾和情緒實在有著密不可分的關係。

接著，是活動身體的運動量不充足。我們消耗吃進身體熱量的方法之一，即是運動，所以，即使吃了東西也很注意活動身體，養成正確習慣的人，就不會過度肥胖。幾乎不活動身體的人，一旦吃得多時，就會肥胖起來。

這樣的飲食方式，身體的活動方式，以及對事物的感應方式、應對的方式，便是一個人性格行動模式的一切，它們在一個所成長的家庭環境中，已成為根深蒂固的習慣，因此，導致吃得太多而變成肥胖者的結果，絕對有其歷史背景。如果不從事於這些背景原因的探究，進行予以改善的作業，只是進行很勉強的減肥，一定會倍感艱辛，而且，減肥反而造成心理上的壓力。結果縱使一時性地變瘦了，也絕無法持續得久，這是各位都很瞭解的。

模特兒不會肥胖的原因

可能有不少人憧憬年輕空中小姐及模特兒那種勻稱的身材，有時雖然她們瘦到病懨懨的模樣，但人們仍然對那種身材羨慕不已。這些成為別人注目焦點的女性，或許並不常吃東西，為了要成為稱職的空中小姐及模特兒，拼命地讓自己更瘦一點，保持苗條輕盈的體態。有這種經驗的女性，一定不在少數。

總之，她們如果永保苗條，便能走紅、賺更多的金錢，「苗條」成為她們人生的一大目標，而且，倘若她們不維持已經刻意瘦身的身體，那麼邀請她們演出的人一定會減少，所以在那些以模特兒、歌唱為業的演藝人員中，有不少人都在進行不足為人道的「減肥計劃」，她們的努力在別人看來往往是咋舌不已的。

再者，在那些減肥者中，也有人到了中年之後，為了健康而繼續減肥，同時也繼續從事過度激烈的運動。這樣的人，不但營養狀態不佳，而且因為劇烈地活動身體，精力都消耗殆盡。他們很容易生病，有時似乎也會賠上一命。

最近的明星，的確不再像以前那樣，非得是俊男美女不可。雖說如此，即使你多麼想躍上枝頭，成為人人欣羨的大明星，也並不是每個人都可以如願以償。希望各位瞭解的是：那些模特兒及演藝人員們，她們的心理也許並不一定想苗條，也就是說，苗條並不是她們人生唯一的目標，而是為了以模特兒、演藝人員為職業，謀取社會生活這種具體的目標。

換言之，因為希望苗條才去減肥，僅僅以這樣的心情去減肥，雖然可以暫時地維持美好的身材，但是，因為沒有想讓自己的人生更加充實的具體目標，苗條也只是暫時的，並不能永保美好的身材。

如上所述，只做減肥計劃而想維持身材苗條，並非易事，還是需要充分掌握一個人的心理面，以及生活方式上的特徵，去進行適合於個人的減肥計劃。這樣從身心兩方面去實行計劃，從事健康而幸福的身材減量法、維持法，否則就無法獲得良好的結果。

目錄

步驟II　養成運動的習慣……一三一

步驟III　改正不良習慣——戒除不良的飲食、運動習慣……一四七

步驟Ⅳ　嚴格的減肥作戰

第 1 章

為何會吃得太多？

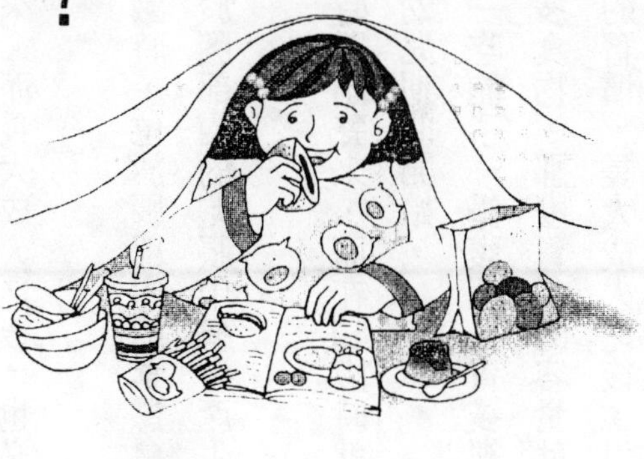

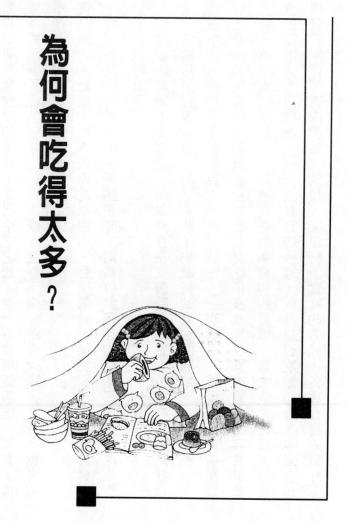

對人而言吃究竟是什麼

人類爲了要享受快樂的生活，從出生之日起，就一直繼續從事吃、睡覺、排泄及活動身體，有了這些，才足以長大成人生存下來。而長大成人之後，也必須將這些事情和工作一起，每天重複做下去。

也就是說，人是爲了活下去而吃東西的。肚子餓時，位於腦部內的食慾會受到刺激，會開始吃的行動。而將近飽脹時，同樣位於腦部內的飽脹中樞會產生作用，讓飲食行動中止下來。

嬰兒的階段因爲還不會說話，所以只會在空腹時哭出聲來，而在滿腹時就自動地睡去。當能用語言表示自己的意志時，也就是幼兒期的開始。

此階段中，一般幼兒會開始說：「肚子餓」、「吃飽了」滿腹即是胃袋裡裝滿了食物之意，如果從幼兒期起便繼續給幼兒吃很多食物，那麼胃袋的容量就會理所當然地一直增大。因此，一旦養成吃很多食物的習慣，長大成人之後，這種習慣就會繼續下去。同樣地，一天三餐量的多寡，以及是否吃點心等，也是在每個人所成長的家庭中養成習慣，例如，父母給予食物的方式、各種食物的偏好，

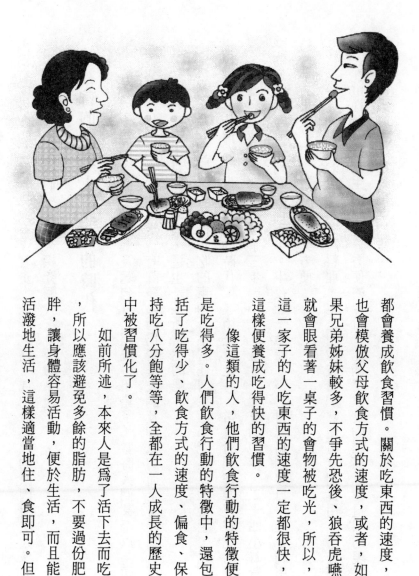

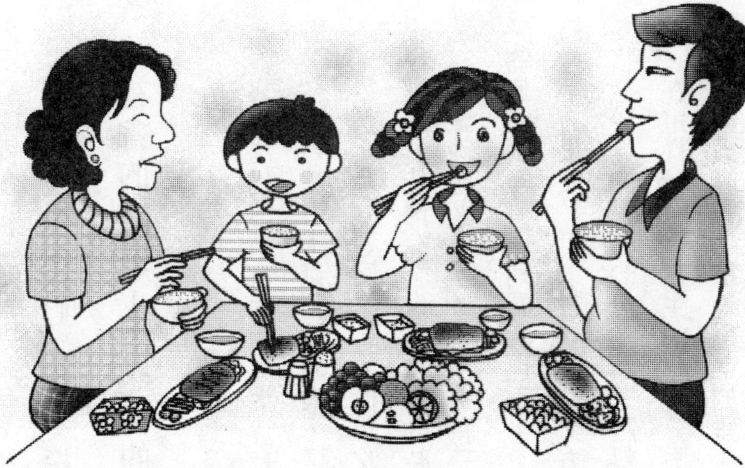

都會養成飲食習慣。關於吃東西的速度，也會模倣父母飲食方式的速度，或者，如果兄弟姊妹較多，不爭先恐後、狼吞虎嚥就會眼看著一桌子的會物被吃光，所以，這一家子的人吃東西的速度一定都很快，這樣便養成吃得快的習慣。

像這類的人，他們飲食行動的特徵便是吃得多。人們飲食行動的特徵中，還包括了吃得少、飲食方式的速度、偏食、保持吃八分飽等等，全都在一人成長的歷史中被習慣化了。

如前所述，本來人是爲了活下去而吃，所以應該避免多餘的脂肪，不要過份肥胖，讓身體容易活動，便於生活，而且能活潑地生活，這樣適當地住、食即可。但因爲有吃得多的習慣，以致有人就走上肥胖之路，或由於其他的原因而吃太多的人也不少。因此，我們現在就來探究關於吃得多的原因。

社會的誘惑——飽食的時代

五、六十年前，能吃到米飯及麵包就已經覺得不錯了，當時人們甚至以芋頭、蕃薯等爲代用品。因此，當時有許多人因爲營養失調及腳氣病而全身浮腫。再者，當時幾乎看不見肥胖的人，這也是理所當然的吧。

目前，糧食豐富了，人們想吃的東西，不管任何東西都能輕易地得手，現在更已經成爲能擁有全世界食物的時代。在街上行走時，常會看到好像很好吃的東西，而餐廳及速食店幾乎已到了三步一小家、五步一大家的地步，二十四小時營業的速簡餐廳、便利商店也不少，半夜肚子餓時，不必再忍耐到翌日早晨，利用這些地方果腹，可以說既便宜又方便。

至於休閒點心的氾濫及家庭料理，也是用微波爐加熱便可立刻食用，十分簡便，在這樣所有飲食生活都十分方便的今日，充滿了飲食的誘惑，在這樣的現狀下，想叫人減肥恐怕是難上加難。

而且，看看最近的電視節目，幾乎每天都會播放烹飪教學、各地美食。在節目的空檔之間，也一定會有休閒食品、速食料理、飲料、啤酒、酒類的廣告。

看電視時，也充滿了增進食慾的誘惑，而孩子們一看到休閒食品的廣告，就想立刻買來吃。其他的食品也是一樣，所以，肥胖兒童之所以會日益增加，並非毫無脈絡可尋。

一點點金錢便可買到的糖果餅乾，使「吃」這件事成爲不給別人帶來麻煩，唯一能以自我主張做到的一件事。既然如此，今天可以說是讓那些非瘦不可的人真正傷透腦筋的一個社會。因此，想要減肥的人，必須先克服這個社會的誘惑。

不利於年輕人的社會

台灣社會的特徵，可以說是偏重學歷，因此，年輕人及他們父母爲了有更好的學歷，都不得不加入升學戰爭。

不過，也許會有讀者覺得納悶：爲何升學戰爭和吃太多及肥胖有關呢？現在就爲各位說明。

考試戰爭從幼小時便開始了，也就是說，即使是選幼稚園也要選所謂「貴族」的學校，希望讀了有名的幼稚園之後，能一路升上大學。小學、中學、高中也是一樣，爲了考上那些好學校，就要從小讓孩子去補習班「加強」功課。到了考高中時，更是半夜了還待在補習班裡，可憐的孩子，連暑假、春節假期全都得犧牲了。上了高中，課業也都是升學考試用的科目爲主，上補習班更是免不了的。

這樣一來，從幼小到青春期、青年期可以說一點遊玩、休閒的時間都沒有。如果稍微貪溺於遊玩，最後的「下場」必然是不能通過自己理想中學校的考試。因爲遊玩而不能考上學校的孩子，被社會稱之爲「落伍者」。

和大家一起遊玩、交往這件事，第一能學習如何與人相處、認同別人的存在、眾人合作、彼此互相協助、爲別人設想，這些人際關係的基本，對一個人實際學習人際關係的學問，是一個重要的手段。

然而，身處於升學考試的地獄中，即使想和大家一起玩，也多半因爲其他的同學都在補習班，正在準備升學考試而找不到玩伴。因此，現在孩子們遊玩、休閒的主要方式，便成爲放學後單獨一人玩的型態。一個人看電視，一個人打電動玩具、一個人看雜誌（不過幾乎都是看漫畫居多）。

看書方面，因爲要讀有關升學考試的書籍，時間、精力已經完全投入，所以有時一看到書籍便已倒盡胃口，覺得讀字麻煩透了，還是看漫畫比較輕鬆、有趣。看電視時，也覺得看書除了要應付考試之外，根本毫無用處，所以，還不如看看那種不必思考，又能大笑一陣的逗笑節目。自己儘量不活動身體，靜靜一個人在家看電視，是多麼愜意的事！

此時，孩子一定會找零食、點心來吃，而父母只要自己的孩子願意乖乖在家看書，孩子如果想吃東西，不管什麼都會買給他吃，總之，會給予孩子物質上的滿足。結果，正如大家所知道的，肥胖兒童的問題便日益嚴重，讓孩子養成了過食的習慣。一旦肥胖起來之後，體重會增加，因此會愈來愈不願意活動身體，日常生活幾乎不運動，如此一來，肥胖的程度便日益嚴重，一發不可收拾。

母親不在家的孤獨感

對於那些不得不單獨一人遊玩的孩子們來說，如果回家後能將讀書、考試以外的話題和父母愉快地交談，該是多麼快樂的一件事。

但是，現在的母親們大都是職業婦女，鮮少有一整天都留在家中的情形。有的母親是爲了要補貼孩子的學費而外出工作；有的母親則認爲自己的生活比孩子來得更重要，所以頻頻外出逛街或學習才藝、參與各種活動，追尋自己的天空。種種母親的類型，各不相同。有了這樣母親的孩子們，必須忍受著沒有朋友，以及連母親都不理自己的雙重孤獨，寂寞地過生活。

當寂寞變得巨大，一步步地吞蝕孩子時，雖然吃並不能真正驅散寂寞感，但孩子還是會很輕易有想以吃東西來排遣寂寞的行爲出現，實在是既可憐又可悲。

相反地，縱使母親是個專職的家庭主婦，當中也有不少母親內心期盼著，當自己的孩子將來讀了更好的學校，長大成人有了成就之後，一定會照顧自己的老年生活，雖在口頭上說：「這樣的付出都是爲了你的將來！」但是，其實只是爲了孩子能讀個好學校，好光耀門楣。

所以，只是一味地嘮叨：「快去看書！」要孩子不停地看書。而母子之間彼此深入一點的交談，根本等於沒有。對孩子來說，那麼嚕嚕嗦嗦只會約束自己的母親，根本沒有必要如此做。於是，他們會想著：「如何才能擺脫母親的控制」等問題，或是一再做出反抗、背叛的行爲。

本來就很孤獨的孩子，此時再加上心理上的壓力，那種很無助的心情，促使孩子吃得過多的情形，可以說是比比皆是。有些案例中，孩子除了過食之外，也會出現拒食、逃課、離家出走等行爲。

被逼得不得不和母親發生口角、頂撞母親的孩子們，因爲尙未具備和母親針鋒相對，你來我往的能力，往往覺得和母親爭辯只是徒費唇舌，反正母親不會瞭解自己，所以便藉非語言的各種行爲，來表現自己的情緒、想法，這即是「非語言的表現」。

總之，在升學考試中，除了補習班、學校之外，也必須將自己關在家裡看書才行，所以休息時就想到吃東西。因爲邊吃著東西邊看讀書並不能專心，所以難怪「吃」便成爲生活中唯一的樂趣。而由於身體的活動受到限制的關係，許多人逐漸胖起來也是理所當然的。

贏了升學考試之後

升學考試的影響，在考試之後升上大學成爲大學生以及踏入社會時，也會繼續留下來。也就是說，在升學考試中脫穎而出考上大學後，過去所培養出來的讀書衝勁及習慣，還是有其必要，但儘管如此，此時同時也必須學習和別人交往的技巧。不過，埋首於升學考試的人，從幼年時期到高中這段期間，和朋有交往或遊玩的機會非常少，因此，考上大學之後，面對和過去大不相同的學校環境及眾多同學，僅僅如此便覺得不知所措，極不適應。

大多數的人，都不知道如何和別人交往才好。

也有些人只培養出讀書的嗜好，對於和別人交往不太有興趣，這些年輕人，在升上大學之後，也會單獨一人默默地繼續啃著書本。在仍然有孤獨感的情形下，活動身體的意願也隨之大減，幾乎整天都靜止不動。因此，這群年輕人中，一直保持肥胖狀態的人不在少數，尤其是男孩子，在這群年輕人中顯得特別引人矚目，佔了絕大部份。女孩子在升上大學之後，則會很樂意加入社團活動，很認真地和別人建立良好的關係，這種態度變得極為盛行。即使在高中時代有肥胖傾向的女孩子，大部份的人在上了大學後都會變得結實，而即使變胖了，也只是稍微胖一點的程度，不致影響外貌。

不過，有些女孩子很內向而不擅於人際的交往，這些人往往是肥胖者。

忍耐即是美德——台灣人的習性

台灣人的傳統之一，是自古以來即繼承了「忍耐即是美德」的習性。也就是說，從歷史上看來，封建社會制度已有長久的時間，而社會結構更是「縱向」的，站在頂點的人，擁有絕對的權力，而位居下位的人，只能被迫需對上司服從，長久以來，人們一直過著如此的生活。

在這樣的態勢下，女人必須絕對服從男人，子女必須絕對服從父親，形成特有的習性。進入提倡和平的民主主義的現代，在這個時代長大的人們，記憶所及，父母從小便對我們說：「不要任性，不要撒嬌。」

這種「不要任性，不要撒嬌。」的教養觀念，其實也就是要孩子不要有自我主張的意思。

總之，一切都得保持沈默，聽父母的話，絕對服從，這也是一種符合封建時代家庭結構的生活型式。上一代的意思是如果孩子凡事依賴，便無法培養忍耐及堅毅的性格。這便是生於封建時代的父母或上位者，一直要子女或下位者絕對服從的原因，如果缺乏忍耐力、堅毅不拔的精神，便無法在艱困的生活中堅持下去，所以它是絕對不可或缺的性格。

如上所述，不任性，凡事忍耐，繼續過這樣的生活，在長久的模式下，人很容易忘卻如何去瞭解，也就是忘卻思考有關自己的事，瞭解自己的特性。另一方面，也培養出和周圍步調一致，大家都一樣，別人都做自己也做的一致性行動，久而久之，形成牢不可破的習性。

各位的上司或父母長輩們，可能常向你叮嚀：「這樣做，恐怕不夠體面。」「這樣如何在世人面前抬得起頭？」之類的話，而這些話正意味著，人們作出一致性的行動，只是因爲在意別人的眼光，在行動中表現出毫無個性的性格。

傳統的習慣和過食、肥胖發生關連時

在前一項，已經提及一些歷史性、傳統性的民族習性，現代的人們，已沿襲下來。一致性、依賴性、缺乏獨創性等習性，基本上都是一樣的，不過，其內容和五、六十年前不相同。

也就是說，以前爲了瞭解自己及瞭解別人的訓練、鍛鍊身心的磨練、培養忍耐力的訓練等，是由父母、教師、長輩強制我們去做的，可以說是強迫性的，所以，我們都培養出思考力、觀察人的自己的能力、以及忍耐力，然後服從這個社會，服從所有的上位者。

然而，民主主義的衝擊，讓我們忘卻這種父母及長輩對我們的要求，於是孩子們便被放任，沒有受到作爲一個人的尊重的情況下，成長爲年輕人。

再者，升學戰爭奪走了孩子的時間，使孩子無法在充裕的時間下成長，只有身體一直變大的「大人式孩子」便不斷地產生，愈來愈多。

他們不瞭解自己，也不知如何去適應社會，而對於如何和別人交往，也是所知不多，甚至全無概念。因此，只好模倣別人所做的，和大家一起行動，這樣才不會發生問題，惹來麻煩，引人側目。

換言之，過去即使很瞭解自己本身，也會在團體社會中受到來自上位者的強制，被逼迫著非做某件事不可，非得忍耐不可，而在無可奈何的情況，養成一致性的行動，但現代的孩子，是在不瞭解自己本身的環境中成長爲「大人」，雖有一致性的行動，但實際上卻是依賴成性的。

儘管處於現代，那些超過五十歲的人，傳統上仍具有極強的耐性，而一致性的行動更是特別顯著。不過，那些人的忍耐已出現疲乏的現象，到了無法再忍耐下去時，爲了不壓抑自己，爲了紓解自己的情緒，便想要採取某種行動，而且不會給別人帶來麻煩，造成困擾，單獨一人便能進行的行動。

四十歲以下的年齡層，現代式的一致性、依賴性的人非常引人注意，在不瞭解自己本身的情形下，當在社會上接受磨練時，往往身心俱疲，而為了紓解身心所採取行動，也多半變成以吃為滿足自我的行為，不知不覺便愈吃愈多，無法控制。各位大概也知道，最近中年上班族的「週末過食症候群」成為眾人談論的話題，此症候群的原因在於，實施週休二日制之後，人們平日便沒有什麼嗜好，在想不出假日做什麼才好的情況下，便只顧著滿足口腹之慾，結果便日漸發福。

以試吃糖果、餅乾為業的人

在公司內，下午三點的「下午茶時間」，宴會時的接待，和上司之間來往、應酬而吃吃喝喝，都成為人際關係所必須的而習慣化，形成一種模式。

在上司面前及客戶面前，總不能說：「我現在正在減肥，不能吃端出來的菜。」這也是許多國家的社會習慣，以及人際交往的禮儀。雖然點心可以不吃，但吃一點點應不至於構成減肥的威脅，影響整個減肥大計吧！

這些社會上的習慣，對於減肥中的男性可以說是一大障礙。

有一位擔任食品公司試吃工作的男性，每年都到醫院接受檢查，而這位男性患有肥胖症及糖尿病。醫生每年給他指導，但全都無效，一直無法瘦下來。

因此醫生問他：「你是否有什麼特別的事情？」他回答：「醫生，我每天在家裡都遵守一千二百卡的飲食限制，而我的工作是每天要試吃二十～三十種巧克力及糖果、餅乾等零食。雖然我會極力避免多吃，但是，無論如何還是會攝取一千卡的熱量。醫生，請你瞭解我的情況，如果我停止試吃，就非得向公司辭職不可了。」他以悲痛的表情向醫生述說。

這位患者，可以說是因社會或職業的因素而形成肥胖。

人為何會吃？

心靈（精神）是身體的司機，也就是說，以心去感覺，思考後採取行動，是人活著的模式。並不是只有身體就可以擅自行動，因此，「吃」這個行動，也是在心有所感，思考後才開始的。

換言之，當你覺得肚子餓了想吃某種東西時，如果當時在外面，你可能會去找自己喜歡的餐館，好好地吃上一頓，在家的話，就會採取尋找某種食物的行動。食物擺在眼前之後，便開始有看來好吃、不好吃，或想吃、不想吃的分別，然後按照自己的喜好去採取行動。而且，視進食時氣氛（情緒）的變化，飲食行動也會有所不同。

寂寞時、生氣時，很容易吃得很多，而這種時候，與其說是「品嘗」，還不如說是衝動地、快速地吞嚥食物，當本人注意到時，已經吃得太多，爲時已晚。這種類型，可以稱爲「衝動性飲食」。

除了飲食行動之外，生活中其他的行動也付之闕如時，任何人都會採取最簡便的行動，也就是飲食行動的傾向。本來，人除了睡眠之外，還有非作某些行動不可的一些習性，所以，如果人沒有其他可做的事時，就會採取吃的行動。而且，過食的機會一多以後，吃得過多的情形會習慣化，而胃的容量也隨之變大，結果，過食就變成理所當然的。

這樣一直思考下去，各位應可充分瞭解到：飲食行動受到心靈的影響不可謂不大。

第 2 章

第二章　關於肥胖

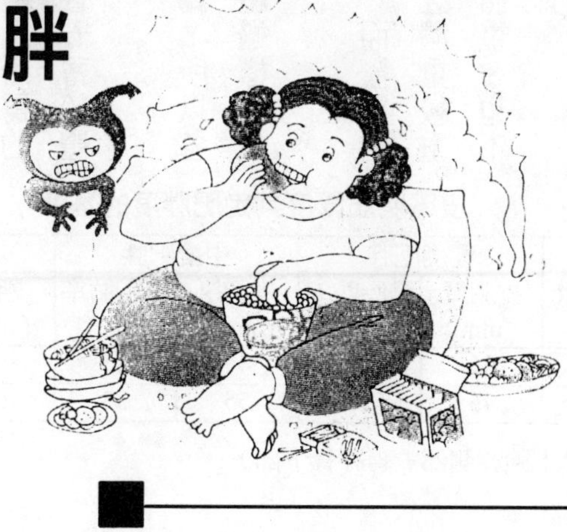

肥胖是什麼？

我們每天爲了活下去所需的能量及運動，從飲食而來的消耗能量，如果繼續保有吃得過多的習慣，超過所需的能量，那麼就會被體內吸收，而這些能量當然會貯蓄於體內，主要成爲脂肪，也就形成肥胖。

因爲市面上已經有許多有關應付肥胖的書籍，所以各位多多少少都有瞭解，但一言以蔽之，肥胖是超過標準體重二〇%的狀態，而其原因，在於「過食」。

嚴格地說，肥胖是體內脂肪量比正常量多，而體重增加的狀態，所以因運動而有肌肉發達的體格，且體重較重的人，並不能算是肥胖，是因爲體重超出標準體重，也不能診斷此人爲肥胖。

一般成人的正常體內脂肪量，男性是體重的十五～十八%，女性則是二十～二十五%，男性如果超出二十五%

皮下脂肪厚度判定肥胖度的基準

性別	階級	輕度肥胖		中度肥胖		高度肥胖	
		皮脂厚（mm）	體脂肪率（%）	皮脂厚（mm）	體脂肪率（%）	皮脂厚（mm）	體脂肪率（%）
男	成人	35	20	45	25	55	30
女	成人	45	30	55	35	60	40

（皮脂厚＝上腕背側部＋肩胛骨下部）

以上，女性如果超出三十五％以上，便可診斷爲肥胖。體脂肪率及肥胖的診斷，如前頁表所示，可供各位參考。關於皮下脂肪，則有待後述。

健康的肥胖

首先，從醫學的觀點來敘述「健康的肥胖」。

前述的體脂肪量，男性如果介於體重的一五～一八％之間，女性如果介於二十～二十五％之間的人，也就是體重肥胖度保持在標準體重十～十五％以內，體重的增加不超出此範圍的話（男女都包括在內），這樣的人，可以說是「健康的肥胖」。不過，過了六十歲以後，將它降爲十％以內才明智之舉。

事實上在我們的周圍，這種肥胖程度的人，也是豐滿而稍微胖一點的人，是隨處可見的，而這些胖哥、胖妹們，無論男性或女性都是生龍活虎，很富於行動力的年輕人，看起來一副健康寶寶的樣子。從統計上來看，這些人生病的頻率也很低，而且都能長壽。

相較於他們，體重未超出標準體重，或正好是標準體重的人，因爲體內的脂肪並未貯蓄下來，也缺少肌肉，所以往往精力不足，也容易生病，不太長壽，此傾向透露了什麼意義呢？

病態的肥胖

假如比所謂的「健康的肥胖」體重超出甚多，超出標準體重二十％以上的肥胖，就會被當作肥胖的「預備軍」，而超出三十％時，就是必須減肥的肥胖了。

近來，東方人也有超出五十％以上，甚至達到八十％的肥胖情況，肥胖度愈高當然便愈不易減肥。

進入中年以後，男男女女們都爲了預防成人病（糖尿病、高血壓、心臟病），而開始從減輕體重保持二十％的肥胖，進行長期的減肥計劃。

關於讓身體瘦下來的方法，在第六章會詳述。

肥胖予人的印象

每個人對自己本身的體型有各自的理想藍圖，希望自己擁有良好的形象。但和自己實際的體型相較的結果，有的人很滿意，有的人就不免自卑、苦惱了，每天面對鏡子都會難過一陣，一再重複如此的生活。因此，我們（尤其是女人）只要有空就會用鏡子照自己的全身，爲了太胖、太瘦而忽喜忽憂，這樣的人，還不在少數吧。此時，每次一照鏡子，體重就會增加，也就是說，如果愈來愈胖的話，就會覺得自己的身體很討厭，連上體重計都厭惡至極。

而自己理想體型，是在心中所描繪的形象，認爲那是現實中不可能存在的體型，也放棄了創造美好體型的努力。

相反地，很想瘦下來的人，會將模特兒的體型當作自己現想的體型，不斷在心中描繪，而厲行嚴格的減肥計劃，一下子減去許多體重，這樣的人比比皆是。

然而事實上，模特兒的體型和前述的「健康的肥胖」相距甚遠，完全是兩回事。毋寧說，那是一種病態的消瘦體型。也就是說，將時裝模特兒消瘦的體型當作理想的形象，在心中描繪著，就已經是大錯特錯了。

不少患有厭食症，臉部的肌肉幾乎已經消失，身體也變成皮包骨的女孩子，她們即使在鏡了裡看到自己像骷髏般的體型時，也不會覺得有何異常，而是泰然自若。這種心理，只能說是異常，醫生稱這種現象爲「完美形象的障礙」。

從青春期到二十歲左右的女性，向她們說明「健康的肥胖」時，怎麼也不能瞭解的人似乎不少。那是因爲，大家都有強烈的想法，認爲苗條的體型便是理想而具魅力的女性體型，才是完美的女性形象。

關於這點，來自時裝模特兒的影響也不少，大家都認她們那種病態式的曲條體型，才是最理想的，於是每個人都以此爲目標。但是，爲了過著長壽的人生，過得幸福而健康，這種「苗條才是使女性魅力十足的形象」的觀念，會爲各位帶來不健康的人生，這點請銘記在心。

肥胖之後人會有何種變化？

原本消瘦而沒有肌肉，容易動不動就生病的人，如果真的適當地長出肌肉，成爲「健康的肥胖」類型，那麼就會有體力，也有元氣，蛻變成和過去迥然不同的人，既生龍活虎又富於行動力，這實在是很值得高興的一件事。

但是，如果過度肥胖會如何？

各位應該能想像得到，因爲過度肥胖的情形，無異於背負著沈重的東西行走，每天活動身體的負擔極重，所以連行走也很容易疲倦，在這種情形下，便儘量不讓身體活動，變得愈來愈慵懶。雖說如此，肥胖者由於工作及通學的關係，不得不活動身體，於是便很容易累積疲倦，而且膝、腰及下肢會承受不了身體的重量，開始出現疼痛的症狀，導致關節損傷的結果。

再者，因爲同時會一直持續吃得太多的習慣，所以胃袋的容量會隨之增多。如果不是經常大吃大喝，便無法有滿腹感，總是感覺吃不飽，一活動起來，便很容易疲倦不堪，以致當自己的肌肉不發達時，便誤以爲是吃得不夠。因此，愈胖便愈會發生如此的惡性循環。

因爲一直在吃，而行動減少，所以很快就容易感覺睏倦，變成非有比以前更多的睡眠時間不可。

除此之外，在頸部周圍及身體各部位也會開始堆積脂肪，逐漸形成贅肉，所以視睡眠時的睡姿如何，有時會發生暫時性呼吸停止的情形，變成經常不斷有危急的狀況。而且，在內臟（尤其是心臟周圍及肝臟內）也會堆積脂肪，引起肝臟及心臟機能的障礙。爲了要活動笨重的身體，心臟必須比一般人增加一倍的工作量，爲了維持血液的循環不息，血壓非得升高不可。

還有，爲了要處理糖分及分泌自胰臟的胰島素，而因爲過食，體內的糖分便過剩，一再貯蓄起來，以致胰臟來不及分泌，無法處理掉多餘的糖，便形成糖尿病的狀態。

這樣的惡性循環若是一直持續下去，最後必然導致罹患成人病的結果。最近，連肥胖兒童也開始出現罹患成人病的病例。

接著，我們由心理層面來思考肥胖問題。

看到自己愈來愈胖的身體，無論男性或女性，都可能會有「現在已經和別人不同」的感覺，但覺得非常害羞、自卑，而不願站在別人面前，出現在公眾場合，極力避免和別人接觸，這樣的人還真不少。

雖然由於工作及通學的關係，不得不外出，但他們對周圍的人漠不關心，保持一副面無表情的樣了，他們的樣子似乎是泰然自若的，然而，他們內心也許充滿了害羞、不好意思的情緒。

也就是說，如果變成龐大的身軀，那麼除了吃以外的行動便一概停止，很容易自我封閉，與人的交往很差，對讓自己瘦下來這件事也有所懷疑，擔心不已。假使是女性，似乎會陷入「自己是臃腫的醜八怪」的心境，更加憂慮。愈是變成龐大的身軀，希望有一個健康而幸福的人生，也似乎變得遙不可期。

在下一章，我們將談到各年齡層的肥胖。

第3章

關於各年齡層的肥胖

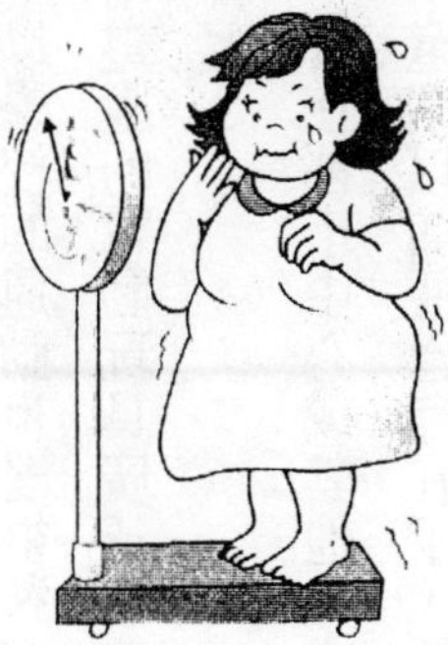

1 學童期的肥胖

從心理層面所看見的偏差

現在許多國家的文化，正是「飽食文化」的類型，尤其是台灣，這種特質更是明顯。台灣的都市中心地帶，因爲土地狹窄，所以學校的運動也變得狹窄，再加上機械文明的發達，使交通工具日漸充實，利用電腦的電動玩具廣泛地普及於各地。這樣的環境，對孩子們會產生什麼樣的影響呢？

能以便宜的價錢買到自己喜歡的糖果餅乾；不管在都市中心或其他地方，上學時有巴士接送，不必走路。而升學考試戰爭在學童期以前便已存在了，放學後同學們一起遊玩的機會變少，所以，就以操場爲例，即使變得再狹窄，對學童似乎也不會有太大的影響。想玩的話，就回家一個人打電動玩具……。這種狀況，對孩子來說也是很便利而舒適的生活。但是，這種環境對正在成長的孩子而言，絕不是一個良好的環境，絕對無法培養出一個身心都健全的孩子。

首先，從心理層面來看，缺乏和同學遊玩、交往的機會，這點意味著，缺乏瞭解別人，發現別人和自己的相異點，彼此認同、協調、讓步、互助合作的機會，也就是沒有學習和別人交往的環境。因此，才會產生許多只會爲自己設想，從不考慮別人立場的年輕人，凡事以自我爲中心。而且，升學考試戰爭會一直持續到升上大學爲止。

升學考試戰爭並不是單打獨鬥，它連父母、教師都常牽涉在內，所以，雖然父母、教師本來應該負起教養的責任，使孩子具有健全的人格，但他們完全忘卻了這項責任，只熱衷於如何培養孩子，其有應付升學考試用的電腦式頭腦，因此，現實中孩子們只要努力於考試的準備，父母往往不約束孩子其他的生活事項，不管他們是否吃得太飽，或是否熱衷於打電動玩具，造成運動不足，一切都無所謂，只要孩子坐在桌前讀書。而孩子則充分享受著便利而舒適的社會。

從身體層面所看到的偏差

在身體方面，也會由於過食而容易導致運動不足，當然，肥胖兒童就日漸增加。除了那些本來就喜好運動而培養出運動的習慣的孩子之外，不喜歡運動的孩子、笨拙的孩子一直都沒有鍛鍊身體的機會。更何況，身材變胖之後，一活動身體就立刻氣喘如牛或汗流浹背，覺得疲倦至極，所以會愈來愈不喜歡活動身體。

目前，各國的小兒科醫師們，都正爲了兒童成人病的增加而傷透腦筋。太胖的孩子、運動不足的孩子，都出現了罹患糖尿病、高血壓、高血脂症的病例，也就是說，事實上患有成人病的肥胖兒童正在增加之中，容易併發其他的疾病。

另一方面，從學童期的高年級起，就罹患胃、十二指腸潰瘍的孩子也不在少數。這種疾病，過去的慣例，通常是到了青年期之後才會發生，但最近由於升學考試戰爭所形成的壓力，侵襲著孩子們，因此也就導致兒童罹患成人病的結果。

兒童的肥胖，很難加以改善，因爲，學童期的孩子還沒有自覺到吃太多而發胖對健康不利，另一個原因則是，此時期的兒童根本不可能考慮到自我的健康管理。因爲吃是非常快樂的，所以他們完全不想節制飲食，減少食量。

我們常在街上看到胖嘟嘟的兒童，跟著圓滾滾的母親走在街上的光景。看到那種情形，我們會在心中臆測；可能孩子也是肥胖者吧？

在他們的餐桌上，可能每次都擺滿了整桌的食物，也經常買很多零食、點心放在家中，隨時可以大吃特吃。

父母本身都經常大吃大喝，孩子當然也會養成不吃得肚子裝不下就不停止的習慣。因此，對孩子的健康，父母還是有責任。孩子不可能會自動減少食量。

從學童期起會罹患成人病，這些孩子的將來將會如何呢？總之，還是應以父母為中心，由周圍的親友們，設法不讓孩子成為肥胖兒童。

2 青春期的肥胖

所看到的國中生、高中生

關於青春期肥胖這件事，已在前言裡說得很詳細，此時期的肥胖，有不少人是從學童期一直持續下來，可以說是學童期肥胖的延長。這些一直持續發胖到此時期的肥胖兒童們，體重通常是超出標準體重三十％以上，其中也有超出六十～八十％以上的孩子。

在這些孩子中，也包括並未罹患成人病，而本來便患有內分泌系統疾病的病例在內，對這些身軀龐大的孩子們，還是必須給他們醫學上的治療，或是讓他們減少食量。

至於其他的情形，正如前述，是生理上的肥胖。看起來國中、高中的女學生們似乎以微胖者居多，也就是「豐滿型」的女孩比較多見，而消瘦的女孩似乎就不多見了。男學生中的肥胖者雖不像女學生那麼多，但還是有一些肥胖者，特別引人矚目。

至於肥胖的程度，似乎以男學生比較嚴重。此時期的男孩，身高迅速竄高，所以，當遇到那些身高、體重都很驚人的男孩時，彷彿就有被壓倒的錯覺。

青春期的男女學生，開始出現第二性徵，各自發展成男性、女性的身材。從此時期起，男女學生就會在意自己的身材，他們會覺得，和好看的成人男女的模樣相較之下，自己的身材簡直遜色太多。

空虛感所引起的肥胖

他們也希望自己早日擁有好看的身材，但現實中，學校有嚴格的規定，而且也必須準備升學考試，又沒有多餘的金錢，很難像大人那樣愛吃什麼就吃什麼。因此，那種無法得到滿足的心情，以及在尚未考上大學之前需忍耐的情形，在心

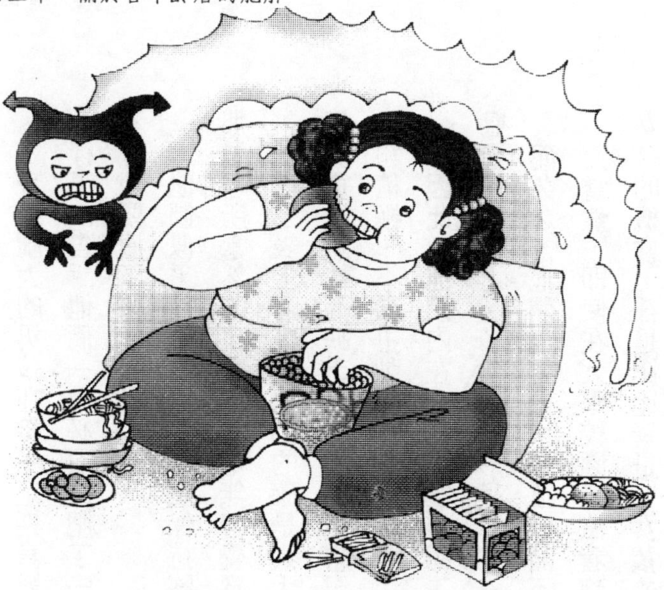

中和現在的空虛感混雜爲一，爲了滿足這些無法滿足的慾求，自己唯一能做的便是「吃」這個行動，也就是過食的情形會日益增加。

因爲也受到準備升學考試的限制，所以才會有這樣的情形。這麼一想，青春期的肥胖可以說是生理性的。

等到他們考上大學，或踏入社會，一下子彷彿被解放了，他們便開始享受快樂的人生，到了那時候，幾乎所有的年輕人都不會像以前那麼胖。

像這樣的歷程，在女學生身上顯得比較明確，至於男學生，情形則稍有不同。

在某大學，看到許許多多的男女大學生。這些年輕人中，幾乎很少看到身軀龐大的學生，但卻可以看到一些略嫌臃腫的男孩。

身軀龐大的男孩在接受定期身體檢查之際，乍看之下，好像一副很優閒自在的樣子，告訴他們「你必須減肥了」，他們也當作耳邊風，不認為有此必要，絕不會想要瘦下來。

他們似乎從學童起便一直保持臃腫的身材，而對於自己的肥胖，也似乎認為那是理所當然的，心境上毫無警覺意識。

從外表上看來，他們的確是大大方方的模樣，但他們內心又是如何想呢？他們其實是膽怯而缺乏以語言表達自己本身想法的能力，同時也缺乏行動力，凡事不夠積極、不願主動。

因此，他們內在充滿了空虛感，而在社會上，他們對於和大家採取一致的行動會敬而遠之，多半的情形是單獨一人，獨來獨往。這種「獨行俠」倒是不少，久而久之，他們也就愈來愈孤僻而不易相處。

當然，即使在大學校園無法看到身軀龐大的女孩，但在車上及街上看到那樣女孩的機會，卻是比比皆是。女孩的空虛感往往比男孩更嚴重，而有孤立的傾向。她們甚至予人一種印象，覺得她們已經放棄作為一位女性的權利。

關於食慾不振

在青春期一項，必須提及的是食慾不振，也就是不想吃任何東西，看到什麼食物都無動於衷（不食、拒食）。以及相反的情況，無論吃多少東西也不會覺得吃飽了，而一直吃下去（過食），吃完之後就吐出來，這樣一再重複相同的循環（飽食），以上都是異常的飲食行動。

吃得過多而發胖，雖暫時不會危及生命，但如果是拒食，就會有餓死的危險性，所以當然有必要及早爲患者治療。

會發生這種狀況的青春期學生們，在拒食方面，男孩和女孩出現病例的比率是一：二十，也就是女孩高達男孩的二十倍。拒食（好發年齡爲十二～十八歲）、過食、飽食（十八歲以後至二十餘歲爲好發年齡）等狀況的原因，如前所述，是任何人都會經驗過的青春期的各種糾葛、空虛感、自卑感，以及生育歷程中曾發生問題。

幾乎可以說，他們在母女關係方面都有某種偏差。母親只重視兄或弟，也就是男孩，而對於女孩，則有差別待遇。即使有姊妹，母親也會比較疼愛其中的一個。或母親不喜歡做菜，對子女的事不聞不問，只會享受自己的人生。母親非常幼稚而情緒化，經常拿自己的女兒作出氣筒，藉題發揮一番，也是非常嚴重的問題。被這樣的母親一再傷害的女兒，當她將母親當作女性的一個範本時，會覺得自己不想成爲這樣的母親，不要像自己的母親那樣，或是相反地拒絕長大成人，不願有成熟的人格。

再者，她會覺得自己受母親及兄弟的踐踏，被疏遠了，自己在家中並沒有存在價值，毫無地位，不曾被愛過，而深切地感覺自己並不想長大成人，以致開始拒絕吃東西，或是選擇過食、飽食以填補空虛。

拒食的直接動機，很容易被認爲是因爲父母或同班的男同學說：「妳很胖！」的緣故，這樣的動機看起來頗爲單純，但在當事人的內心，卻存有根深蒂固的母女情結。

通常，如果很強烈地感覺到自己未得到滿足，充滿空虛感時，多半動不動就會吃得過多，而在內心深處，則存有根深蒂固的情結，此時，便會以非常強韌的意志力開始拒絕吃任何食物。每天都不想吃東西，而且只吃必要而最小限度的食物。採取這種行動的人，如果沒有強韌的意志力，當然無法持續下去。

當母親們注意到她們的女兒太瘦而帶女兒到醫院時，那些女孩的臉部幾乎已經見不到肌肉，全身變得像皮包骨一樣，也有的女孩則變成一副骷髏的模樣，甚是嚇人。給這些女孩們檢查時，可以診斷為「青春期消瘦症」、「神經性食慾不振症」，如果包括過食、飽食在內，便可診斷為「神經性飲食障礙」。

自己非常瘦，連面相都改變了，變成皮包骨，但當事人本身往往絲毫不在意自己的身材。的確，自己的臉部、容貌若不用鏡子照是看不見的，所以，她們並未注意到自己的面相改變了，和以前簡直判若兩人。但是，這種現象，可以說是前述的「整體形象的障礙」。

拒食和過食的密切關係

我經常對那些患有消瘦症的人的強韌意志力及聰明，表示佩服之意。在我們所處理過的消瘦症患者中，年輕孩子的病例非常多。而這些孩子，多半在變瘦之後，並不會立即開始追尋自己人生的目標，明智而充滿意願、幹勁十足地開始行動，考上心目中理想的大學，或是成為穩健、踏實的社會中堅份子，甚或成為一位母親，活躍於家庭、社會，不斷地成長。

有時候，從拒食開始，以及之後的經歷中，一直逐漸成爲過食、飽食的狀態。這種情形的過食，雖幾乎都只是暫時性的，但如果是飽食（吃了就立刻吐出來）的話，由於已吐到手指都生繭的程度，絕大多數的患者都已完全變成一種習慣。有些人到了二十～三十歲層這個階段踏入社會，或已經做了母親，也仍然持續這種習慣。這種情形，可以說是拒食症的延伸，她們正在繼續實行著絕對算不上好事的減肥法。這些人當然是在內心的情結沒有獲得解決的情形下，一直保持舊有的飲食習慣到現在。

想到這些患有「飲食障礙」的人時，各位應該可以瞭解飲食行動，和心理有何種密切的關聯了吧。因此，爲這些孩子作治療時，經常都必須在身體上的治療之外，也同時加上精神層面、行動層面的指導。

對體力過度自信所引起的肥胖

到了大學生活的後半期，便要迎接所謂成人式的來臨，成爲一個真正的大人。以男性而言，近來普遍比以往長高了，「高頭大馬」型的人也增加不少，而體重方面，肥胖度超過三〇％以上的人，更是隨處可見。

這些人大部份是從事於柔道、橄欖球、足球、籃球等運動的運動員，需要強韌的體力。他們每天的飲食攝取量，幾乎約在四千卡左右。在繼續運動的期間，脂肪的蓄積量便不多，而肌肉則保持非常發達的狀態。所以，即使體重超過太多也無妨。但踏入社會之後，如果不再繼續運動時，就必須減少所攝取的熱量，使自己不致肥胖起來。

但是，因爲長期間每天都吃得很飽，而胃袋已經變大了，所以他們無法忍受由於減食所引起的飢餓感，很難減少食量。在此情形下，一旦停止運動，仍會一直肥胖下去，不，應該說是體重一直增加，這樣的人也不少。然而，運動量減少而飲食量並未減少所引起的肥胖，肌肉就會衰退，而脂肪蓄積量則不斷地增加，這和運動中的肥胖在性質上有所不同。

這種類型的肥胖，極有可能罹患成人病，所以必須減少食量。

運動員中，鍛鍊身體而體力充沛的人，往往對自己的體力有過度的自信。因此，當建議他們減少食量時，他們也幾乎漠不關心。但以男性而言，動脈硬化是從二十～三十歲的後半期開始，所以如果從年輕時便有過食、運動不足的情形，身材長期處於肥胖狀態，動脈硬化就會愈來愈嚴重，年紀輕輕便罹患成人病的可能性也會升高。這種身軀龐大的青年，請務必將此事充分銘記於心。

另一方面，以女性而言，當卵巢仍繼續發揮功能時，也就是還有月經的期間，一般認爲女性荷爾蒙會阻止動脈硬化的發生，所以具備了比男性有利甚多的條件。因此，即使年輕時就很胖，女性也不必像男性那樣擔心罹患成人病。

但是，如果一直保持龐大的身軀，在心理層面就會受到極大的影響。會覺得自己的身軀如此龐大是一種羞恥，很不好意思，也開始不想照鏡子，不想和人見面，失去身爲女性的魅力，對於吃以外的生活活動，都變得消極多了，除了吃，其他一切的行動都是無意義的，很難擁有充實的人生。

需要減肥和不需要減肥的人

青春期的男性及女性，在工作時、運動時都是精力十足、充滿活力，而此時期正是他們談戀愛的時期，所以並不是熱衷於飲食的行動。因此，男性及女性都會拼命努力使自己看起來更有年輕的氣息。除了一部份身軀龐大的人之外，體重太重需要減肥的人並不多見。

但是，女性則對減肥非常關心，尤其是非常想瘦下來屬於微胖型的女性。不過，這些女性並非非瘦不可的人，而是仍在「健康的肥胖」的範圍之內。

而且，這些女性並不是醫學上必須減少食量的人。即使給她們指導，也會停留於讓她們維持目前的體重，教她們吃不會發胖的東西的程度而已。關於這方面的具體方法，在第六章以後敘述。

吃了很多自己所喜歡的食物、好吃的食物，一天增加一～二公斤，稍微胖一點，便以減肥恢復原有的身材，一喜一憂地減肥，大概也是年輕女性之間的一種休閒活動。

3 中年期的肥胖

不結婚的女性和無法結婚的男性

從二十歲後半期進入三十歲層時，男女都結婚而有家庭的人居多。但相較於以往，選擇婚姻的人似乎增加了。希望培養出社會性力量的女性，因為自己並不全以家庭為滿足，所以她們通常也活躍於社會上，成為「不結婚的女人」。

至於男性，因爲認爲自己沒有建立家庭的自信，或是一個人生活比較快樂，想儘量依賴父母比較好，有這種想法而抱持獨身主義的男性，也不斷在增加。而事實上，想和這樣的男性結婚的女性也寥寥可數，所以這些男性其實是「無法結婚的男性」。

目前，正値結婚適齡期的男女，據說是男性比女性少，所以已經成爲男性想結婚很困難的時代。今後，單身的中年男性也應該會逐漸增加。

從青春期開始就一直保持著龐大身軀的男女，和別人的交流方面通常是很消極的，所以對結婚也抱持消極的態度。有這種傾向的女性似乎越來越多。不過，因爲自己身軀龐大，所以便放棄身爲女人的權利，同時也放棄婚姻的女性，也似乎不少。關於這點，在後面會以實例加以說明。

根據美國所作的調查，男性對於身材臃腫的女性常會直截了當地說：「因爲妳太胖了，所以不能成爲我戀愛的對象。」

至於男性，最常見的情形便是，有些公司不採用太胖的人，即使採用了，恐怕也很難晉陞，環境對他們而言是嚴酷的。在台灣，男性雖不會直接向對方說出如此有傷自尊的話，但內心其實一直和美國男性相同的想法。

然而，一旦身材變得臃腫了，想要回復健康的體重，幾乎是不可能的。前些日子，有一位年紀尚輕但身軀龐大的職業棒球選手，他在引退後，一直無法恢復正常的體重，而他之所以從球場退下，便是因爲實在太胖。

爲了要延長選手生命，提高技術水準，他奉命減少食量，但是，最後仍然是無法減少食量而選擇了退休一途。

也就是說，他無法忍受劇烈的減肥作戰，一下子減少許多食量，所以只好轉向不必減少食量的職業。他是不是也成爲「爲吃而活的人了」呢？

由這個例子來看，各位便可瞭解減肥是多麼困難啊！

為何女性結婚後會發胖

現在來談談女性的肥胖和婚姻的關係。

女性一結婚後，通常就開始生兒育女。而懷孕、害喜時，食慾便立刻明顯增加，也有生下一個健壯孩子的願望，所以會努力攝取充分的營養，在此情形下，體重當然會增加。這種狀態會一直持續到分娩時，此時體重至少比結婚前增加數公斤。生產後，應該已經不必攝取過多的營養，但一旦胃袋變大了，已經養成吃很多的習慣，初為人母的女性由於心理上的需求，會在不知不覺中吃得過多。而且，為了照顧嬰兒，連睡眠的時間都沒有，非常忙碌，完全失去自己的時間。所以，也不能擁有自己的嗜好或外出，被束縛於家中的情形變多了。

因此，當嬰兒在睡覺時，唯一可做的事便是睡覺及吃東西，體重不僅不會減少，反而快速竄升的情形比比皆是。

不過，被嬰兒擺佈、努力一心一意養育子女，對一位女性而言意義非凡，而且又和嬰兒的幸福有關。被奉獻式的母親抱在懷裡的孩子，受到母親的熱愛，一點一滴地長大，這樣一來，孩子的心靈和身體都得到豐富的滋養，健康地成長為大人。

因此，看過生孩子後依然保持結婚前身材的母親，此時，不禁為她們擔心，而在心裡想著：「這位母親在養育子女方面是不是做得很好，會不會偷工減料呢？」當然，這些幾乎可以說是苗條的母親中，也有人是體質上不可能太胖的人，不過這些人應屬例外，大多數的母親，在生完孩子後身材總是變胖了。

如上所述，女性隨著懷孕、分娩而肥胖，並連續生育第二個、第三個孩子，在孩子到了幼兒期之前的數年間，也一直保持肥胖的身材。這種狀態，對女性而言可以說是理所當然的一段必經歷程。也就是說，還是認爲肥胖是理所當然的比較好。

然而此時期的肥胖，也至多超出標準體重的二十%，如果是超出三十%以上，就可以考慮其他導致肥胖的因素了。例如：丈夫每天晚歸，和丈夫相處得不和睦，丈夫在養育子女方面不協助自己，意見不合等等。如果出現這些問題，女性的心中便產生寂寞、生氣、對性無法得到滿足等情形，結果，會變成衝動而去吃東西，形成過食的現象，最後就更胖了。

男性才必須立即減少食量

那麼，中年男性的肥胖情形又是如何呢?自踏入社會後，經過十年左右便開始正式邁入中年，此時在公司的工作及所扮演的角色也會有所增加，會變得異常忙碌，經常從早忙到晚，運動的時間也隨之減少。週休二日制實施後，乍看之下固然多休息了半天，但星期一至星期五的工作量反而增加了，所以疲勞會一再地累積下來。一到週末、週日的放假日，便充分睡眠，睡飽了就留在家中無所事事地打發時間，完全不會產生想出去運動的意願，而實際上也是絲毫沒有氣力，一整個週末，便在「吃了就睡，睡了又吃」中度過。再者，工作的日子，也是爲了應酬而在外面吃吃喝喝，而且平日都是吃得很多，又都是熱量極高的外食品，所以，日漸發福的中年男性比比皆是。

一吃就會立即吸收而發胖的人，由於體質的關係，很容易導致肥胖的身材。相反地，即使在這樣的狀態下也一點不會發胖的人，是那些累積了心理的疲勞、身體的疲勞，食慾降低而無法進食的人。

進入中年期後，體內的動脈硬化會開始。此時，男性和女性的進展方式有所差異。男性的動脈是從二十歲的後半期開始硬化，相對地，女性在卵巢機能仍然活潑的那段期間，也就是生理尙順暢的期間，據說女性荷爾蒙具有阻止動脈硬化的作用，所以動脈硬化的進展不同於男性，會比較緩慢。

肥胖是因爲吃了過多的食物，而血液中的脂肪質，也就是膽固醇及中性脂肪增加了，所以促進了動脈硬化的發生。男性若是有肥胖的症狀，比起女性，發生心臟病（狹心症及心肌梗塞）、動脈硬化（腦溢血、腦血栓）的危險性升高。不過，關於糖尿病，女性和男性一樣，也有發病的危險性，所以必須小心。

男性和女性在脂肪附著的部位上，似乎稍有不同。也就是說，男性如果是接

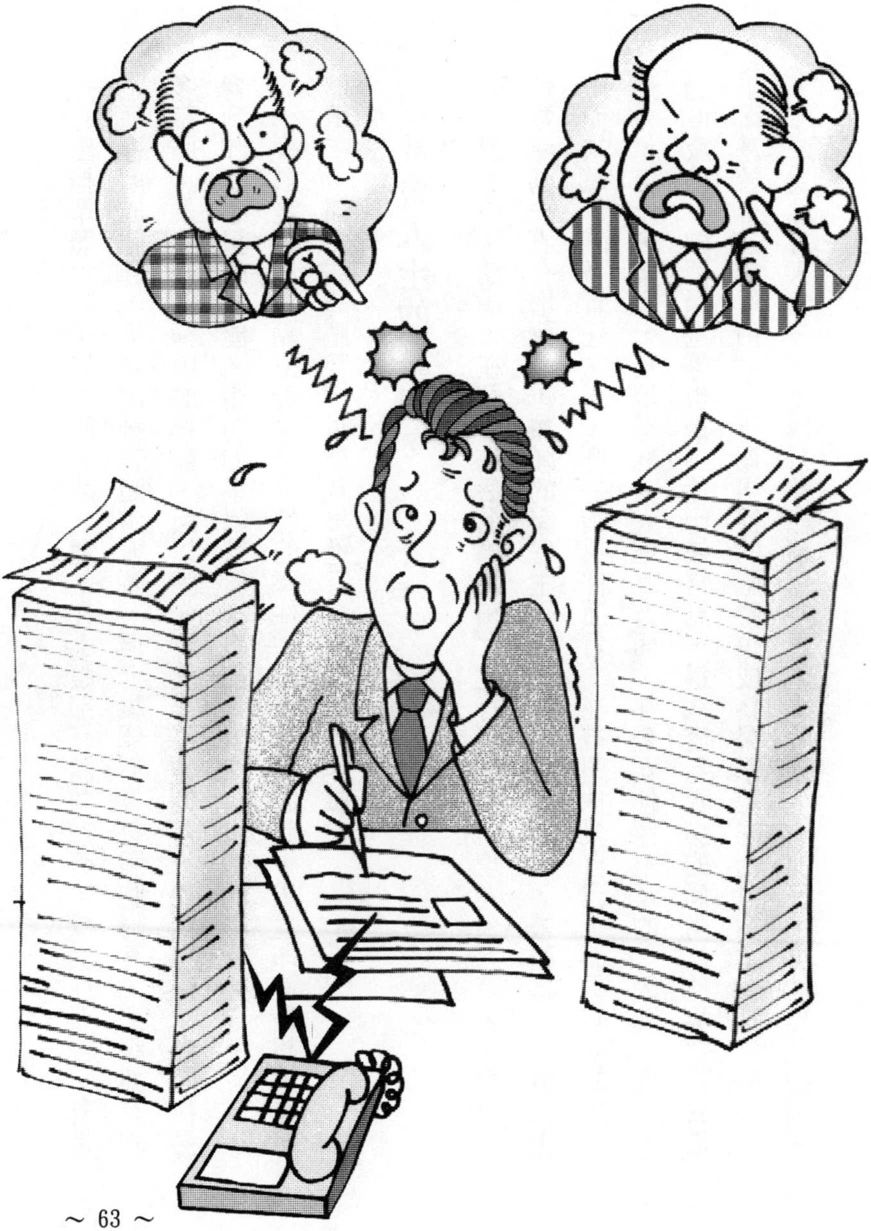

近超出標準體重二十%的肥胖時，通常在上腹部有脂肪附著。以女性而言，若是這種程度的肥胖，下腹部雖有脂肪附著，但上腹部不會有脂肪附著。上腹部有許多脂肪，就會妨礙橫膜的移動，所以動作也變得不夠俐落，如此一來，會間接影響到肺及心臟的機能。脂肪如果附著於下腹部，就沒有這樣的影響。

換言之，以這點來看也是男性的條件劣於女性。因此，男性即使是超出標準體重二十%左右的肥胖，也應及早進行減少食量的作戰。

社會人士的壓力

過了中年期後，在社會生活上男性和女性有相當大的差異。近來，女性參與社會活動一直有增無減，兼職的家庭主婦似乎也不少。不過，被稱為「社會人士」而被賦予許多責任的人，應是指男性而言。在被迫抹殺自己，而具有強韌的忍耐力，工作量繁多，交際應酬一大堆等方面，都是女性遠不及的。因此，身心的過度疲勞、飲酒過量等也是男性比較常見，這些容易致病的惡劣條件男性都齊備了。基於上述的理由，中年期男性的肥胖也成為醫學上的治療對象。

成為社會人士後，每個月都繼續保持五十小時以上的加班，男性猝死的頻率非常高，這樣的報告，正陸陸續續地出現。不過，假使再加上肥胖，猝死的危險性就會大大地升高。

以女性而言，中年的肥胖除非是身材臃腫不堪，否則在醫學上並沒有減肥的必要。然而，由於生活富裕的關係，容易導致運動不足、貪嘴的習慣，自然而然便形成肥胖的身材。因此進入壯年期後，就必須阻止更胖的傾向。總之，應培養多活動身體的習慣，以及改掉飲食過量的行爲。

4 壯年期的肥胖

中古化的身體

壯年期是五十歲後半期到六十歲層這段期間。在此時期，女性已經過了停經期，動脈硬化的症狀開始和男性一樣進展。據說，以往人類頂多五十年的壽命，但現在已成爲「人生七十才開始」的時代，八十歲以上的老人比比皆是，男性和女性到了六十歲時，也都比古時候的人們年輕，總之長壽者愈來愈多了。壯年期是已擁有子孫的年齡層，從外表上看來，他們仍很年輕。

但是，體內已經開始「中古化」的部位應該是增多了。正如第一章所說的，「心靈是身體的司機」，所以，如果心靈是一個聰明的司機，那麼即使身體已經中古化，只要巧妙地活動它，就不致損壞，身體機能的衰退也應不會那麼嚴重。

最近，外國便有一些想要證明這點的研究報告。也就是說，當我們檢查外觀上仍很年輕的壯年者的內臟機能時，結果顯示，他們的內臟機能並未衰退，外觀年輕的模樣，也正表示他們的身心都很健康。

談到壯年期，已是人生過了大半，孩子都已獨立的時期，在社會上也結束了激烈的活動，算得上是各方面都有餘裕的時期，尤其是時間忽然增加了不少。然而，在這些人中，也有可能早年喪偶，仍過著孤獨生活的人。

有餘裕的人，在飲食方面也會變得比較奢華，講求貴重的美食，而以四處品嘗美食爲樂趣的人也不少。也有人因爲乘車的機會增多，而導致運動不足。肥胖的人，幾乎都是從中年期的肥胖一直持續到此時期，但因爲此時期生活上的餘裕比中年期更多，所以肥胖的情形會一直持續下去。孤獨的人，則很容易將寂寞轉向飲食方面，從中尋求慰藉及滿足，結果肥胖的情形更嚴重了。

現代生活中，「吃」並不是需要花費許多金錢，而且樣樣東西無所不有，隨時可以吃得到。尤其是吃了會發胖的食品，與其說是高價品，還不如說便宜的居多。休閒食品、米食、漢堡、麵包等等，所有的穀類、水果類食品，都絕不是價格昂貴的食品。如果買回來在家吃，也是比在外面吃便宜。

以男性而言，大多數都是從中年期開始一直持續肥胖的情形。但到了此時期的男性，一般都會開始不喜歡吃油膩的食物，或減少食量。但其中也有人，即使物慾、性慾、支配慾都減退了，但只有食慾在此時期完全未見衰退，也有人則成爲徹底的美食主義者。也就是說，他們認爲此時期「吃是唯一的樂趣」。

非常喜歡甜食的人

內科醫師都會有一些壯年期男女的成人病患者。這些人所罹患的成人病，通常都是慢性的，所以必須展開長期和病魔搏鬥的生涯，同時也必須繼續遵守飲食方面的限制。特別是患有糖尿病時，更有必要限制病患攝取高熱量的食品及醣類。壯年、高年的男女，有不少人因爲長年來都非常喜歡甜食，許多人更是無法戒除飲酒的習慣，所以，必須限制長年來的嗜好，對他們來說是非常辛苦的，特別是那些認爲「吃是唯一的樂趣」的壯年者。

對這些人，尤其是肥胖者，先讓他們不讓病情惡化下去，也很希望給他們一些嚴格的限制，但想要遵守這些限制，簡直是難上加難。爲吃而活的人中，也有人說：「如果不能吃甜食，我寧願去死！」

人壽保險公司爲一些正値壯年期的女性業務員作身體檢查，她們大部份都是超出標準體重三十～五十％的肥胖者。但是，她們看起來都是年輕而充滿活力，也沒有生病，繼續站在崗位上努力工作。儘管如此，站在預防成人病的立場，希望能指導她們減肥，成爲超出標準體重二十％以下，所以給他們許多飲食方面的限制。但有人說：「我一直精力充沛，工作得很快樂，爲何非減肥不可呢？」或是說：「一下子減少那麼多食物，我就不能工作了。」總之都無法積極地減肥，到了次年，接受身體檢查時仍保持相同體重的人，簡直少之又少。

「如果不好好吃就不能工作。」這句話雖也有幾分道理，但若是從年輕時便有大吃大喝的習慣，想減肥就困難重重。

總而言之，此時期體重已達到標準體重二十％以上的人，會促進成人病的發生，給已經中古化的腳部增加負擔，也無法自由自在地步行，所以從醫學的觀點來看，還是有必要進行減肥作戰。

顧名思義，「壯年」應該是心理已經成熟的年紀，心理一旦成熟了，身體也應該能長生不老，活得很愉快。所以，爲了健康地活得長久一點，應該快快樂樂地減肥。

5 高年期的肥胖

高年期是指七十歲以上的高齡者。即使邁入此時期，也有不少人在社會上仍很活躍。但這畢竟只是少數人而已，大部份的人都已經從社會引退，退下人生的舞台，正在享受安靜的個人生活。

邁入中年、壯年期，卻一直維持超出標準體重三十％的肥胖者，要活到此年齡層並不容易，所以，高年期的長者鮮少有肥胖者。

在活得愈來愈長壽的這段期間內，老年人們生活的行動會逐漸縮小，所以運動量當然也減少了。至於飲食量、攝取的熱量也沒有必要攝取過量。因此，體內脂肪的蓄積會逐年減少，這也是理所當然的。身體一年比一年年輕便是生理上的現象。

但是，有時我們也會看到，儘管是此年齡層的人，卻有超出標準體重三十%以上的肥胖身軀，而且是精力充沛、生龍活虎的女性。

一些婦女，她們生活的行動範圍非常狹窄，也鮮少外出旅行，幾乎一整年都留在家裡。她們至多只不過是到附近購物而已，這種程度的運動量當然不夠。而且，她們往往同時也是一位美食主義者，以四處品嘗美食爲樂趣。是否因爲活動身體的機會少之又少，所以並未增加心臟及肺的負擔呢？

然而，除了這些例外的情形之外，在此年齡層仍很生龍活虎地過生活的絕大多數高齡者中，體重通常是不超出標準體重十%左右，保持微胖的身材，且富於活動力，一直持續步行的習慣，走起路來健步如飛，從不勉強自己做體力無法負荷的事情，也不會將疲勞留到明天，當天便充分休息。

另外，不會吃過多的食物。在精神方面，經常都保持「活到老學到老」的學習態度，對於每天所發生的事情充滿興趣，且努力吸收新知識，絕不沈湎於過去的事情，很積極、認真地過生活。她們都是一直保持這樣態度的人。

因爲這樣的生活方式，是從年輕時便已有的習慣，所以爲了有一個富於朝氣的老年生活，不會罹患老年痴呆症，在中年期以前便應作好準備。

6 年齡層別肥胖的總結

將上述各年齡層別肥胖的特徵，整理成如上的表。

青春期	中年期	壯年期
・有強烈的未滿足。 ・對戀愛、結婚不積極。 ・對工作以外的事缺乏自信。	・有過食的習慣。 ・吃是唯一的樂趣。 ・工作之外活動身體的機會甚少。 ・爲了腹部凹出而減肥。	・性慾較年輕時衰退，吃是生活中唯一的樂趣。 ・孤獨。 ・擔心減肥問題及癌症。

如表所示，在通往肥胖的路程中，有天生的過食習慣、不喜歡運動、懶惰等種種因素、習慣。

在性格、行動方面，則是消極，缺乏以語言表達自己的意志、感情及願望的能力（會養成將感情的憂慮及願望以過食、衝動性攝取飲食等方式來發洩、尋求彌補的習慣），對自己缺乏自信（在人際關係、社會適應上皆是如此），缺乏飲食行動以外的興趣及工作，對戀愛、結婚也不甚積極，毫無行動力。而且在度過學生生活及社會生活時，多半是處於孤獨的生活模式及環境，極少和外界接觸。

如上所述，從過食到肥胖的路程，和一個人的心態如何、觀念如何，絕對有極大的關係，這點請銘記在心。

爲了活下去，我們的心理經常都扮演身體的司機的角色。因此，如果心理經常都富於朝氣，充滿希望，繼續將「身體」這部車子開下去，那麼便能過一個充實的人生。假使能使這種生活態度習慣化，也能保持健康，就不會產生病態的肥胖。

第4章

疾病和肥胖

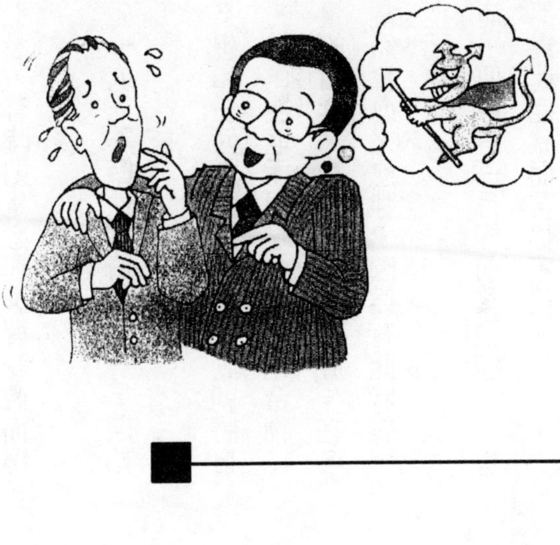

憂鬱症和肥胖

前面已經說過，肥胖和多種成人病有關，不過，有時則是心理影響身體而導致肥胖。現在按照順序來說明這個問題。

前些日子，在美國有些疾病如「冬季憂鬱症」或「季節性感情障礙」，開始引起廣泛的矚目。

一到冬天，心情就變得消沈，不想工作也不想和任何人說話，動不動就將自己關在家裡，連和家人說話也懶得開口，而且，發作性地極想吃含碳水化合物（甜食）的食物，結果，既不活動身體又吃下大量的甜食，身材便日漸發胖。在冬季的數個月內，一直持續著如此的狀態，所以當然會愈來愈胖。因為有此狀態，所以這種類型的肥胖也稱為「渴求碳水化合物型肥胖」。

再者，一般都認為，女性如果患有這種疾病，便會有「月經前緊張症」，也就是在月經前會有劇烈的生理痛，有不少女性都為此症狀而苦惱不已。

在美國，一到冬天某些地區白天的時間縮短了，而這種類型的憂鬱症，只要日照的時間一縮短，便會發病。而一般都認為，這種疾病的原因，是一種使人類

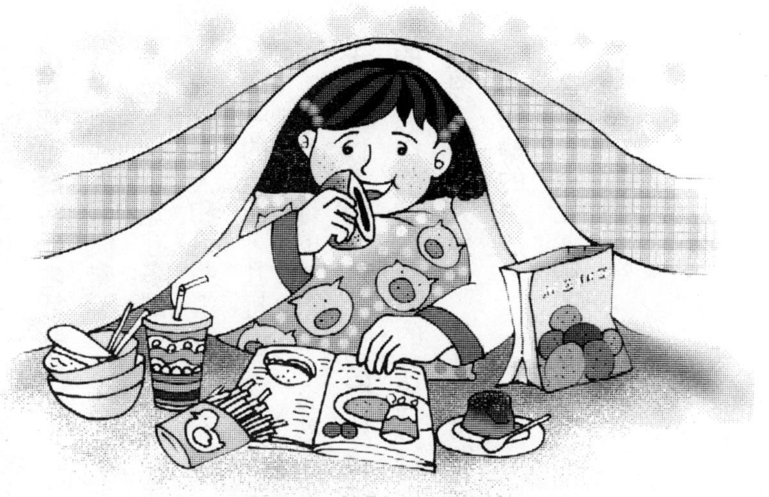

精神高昂、亢奮的物質進入腦內所致，如果不照日光，是否病患就會發生這種情形呢？

因此，在治療上便使用讓病患每天都照射光線的方法，或使用特殊的抗鬱症。

暫且撇開日照時間的問題不談，在現代的社會生活中，由於照射日光的機會減少了，所以有此型憂鬱症體質的人，也就比較容易發病。

在以往的臨床經驗中，有人會每年一到冬天便呈冬眠狀態。

也就是整個冬季都將自己關在家裡，完全蟄居了，他們也不去工作，即使大白天也躺在床上，從秋天直到春天爲止，都過著閱讀輕鬆讀物的生活，曾有人持續這種生活三十年以上。這些人全都接受指導，服用抗鬱症以消除他們的冬眠狀態，現在都生龍活虎地活動起來。

這些人即使處於冬眠狀態中，食慾仍是旺盛的，體重也會日漸增加。而其中一位男性，竟在冬眠中胖了五公斤以上。

也有人和這些情形稍有不同，是將自己關在家裡，繼續過著「睡了起來，起了睡」的生活，且持續了將近一年。

這位女性的情形是：食慾減退，精神相當不錯，原本胖嘟嘟的身軀，減少了十公斤以上的體重。但剛開始給她作治療時，大約經過了一個月左右的時間，她的食慾突然變得急劇的旺盛，特別喜歡吃甜食，體重也迅速地上升。結果，她好像變了一個人似地，個性非常開朗，和以前簡直判若兩人，現在也是精力充沛，過著快樂的生活。

這位女士，雖不是冬眠的類型，但看她的經過情形，可以視爲「渴求碳水化合物型」的肥胖。

渴求碳水化合物型肥胖的特徵

不過，似乎另外還有一種「渴求碳水化合物型」的肥胖者，以及吃很多甜食以外的蛋白質、脂肪而發胖的人。

以下也是在美國所進行的研究，研究者將肥胖者分為因為減肥而住院中的中等程度肥胖（超過理想體重三十％的肥胖），以及高度肥胖（超出理想體重四十～八十％）這兩個組群（各二十人），對每個人給予他們可以任意食用的食物（休閒食品如甜食、蛋白質、脂肪類），都各給予同樣熱量的。在患者不知情的情況下，以電腦記錄患者攝取食物的種類及類別，並觀察經過情形。

結果所得到的結論是，除了所規定的休閒甜食之外，「渴求碳水化合物型」的肥胖者，從午後三點左右到傍晚時分，吃了許多食物。而此組群以外的人，似乎吃不少不是甜食的其他休閒食品。

再者，在其他的實驗中，「渴求碳水化合物型」的肥胖者在吃了甜食後，他們的精神的確會變得更好，心情也更開朗了，但其他的人如果吃了過多的甜食，就會感覺很睏，工作的效率降低，也失去工作意願。

從以上的結果，可以確定的是：有的人是因爲專門吃碳水化合物而發胖，有的人則是因爲一切食物都攝取過多而發胖。

精神科的疾病及肥胖

精神病的患者中，有的人有粗暴的行爲，有的人則會產生幻覺，當罹患精神病時，使用強力的精神安定劑是常用的治療法。服用這種藥物後，異常的行爲及幻覺確實會停止，但必須某程度長期間服藥。在這段期間內，儘管異常的行爲會有所改善，但日常生活的行動會變得遲鈍。

也就是說，活動力變弱了，不太願意活動身體，給人一種悠哉游哉的感覺，也變得疏於思考。但幾乎不會有食慾減退的情形，仍很會吃。因爲活動量少，所以當然會發胖。如上所述，便是因爲長期服用強力精神安定劑所引起的肥胖。

除此之外，在患者的異常行動中，有的人是完全變成懶惰者，他們的行動只限於吃及睡而已，至於其他的工作及家事則一概不碰，也不出去遊玩，連洗澡也只是偶爾才洗，非常慵懶。但即使繼續如此的生活，當事人本身也毫不在意，也不會感到焦慮，一副泰然自若的模樣。患有這種疾病的人，和他們住在一起的家人會感到很辛苦，也很困擾。

這種類型的病患，既不活動身體，又一直過著「吃飽了就睡」的生活，所以自然而然就發胖了。

身體的疾病和肥胖

身體的內分泌系統（管理各種荷爾蒙機能的系統）發生疾病時，有時也會引起肥胖。

舉例而言，當甲狀腺荷爾蒙的分泌呈降低的狀態時，便會發生黏液水腫（甲狀腺機能降低症），全身的體型也變成肥胖，而產生這種體型的原因是浮腫。因此，開始治療甲狀腺荷爾蒙時，浮腫便立刻消失，體重也會減輕。

有浮腫時，表情會變得比較呆滯，看起來很優閒的樣子，動作也變得遲鈍，而精神機能也多半比以前遲鈍。這些症狀，在治療後會好轉。

除此之外，還有副腎皮質荷爾蒙分泌過剩所引起的克西庫症候群。罹患此症時，臉部腫得像滿月一般，而身體的表面也有浮腫的現象，所以，看起來就像肥胖一樣，但是，這種疾病並不是由於過食而引起的肥胖。

當由於身體的疾病而致使體重增加時，並不能全將原因歸咎於過食，應該說是水份儲存於體內所引起的增重。

因此，各位若有體重增加的情形時，大部份的原因，幾乎都和疾病無關，請考慮是否爲過食及運動不足所引起的單純性肥胖。

第 5 章

肥胖的治療對策

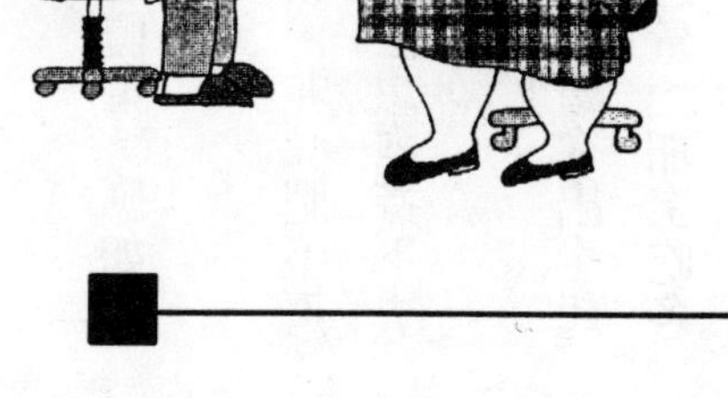

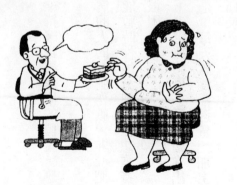

1 為何減肥是困難的？

致非減肥不可的人

在下面的章節裡，按照順序，詳細敘述爲了維持讓身體健康的體重，應如何實行。

首先敘述，有關不減肥就會不健康及發生疾病的人的減肥作戰。非減肥不可的人的共同煩惱，是很難達成減肥的目標。縱使能暫時性地減肥，但想維持下去卻是難上加難的。因此，接著便來說明爲何減肥很困難。

不吃東西就無法生存，也無法從事各種活動——這種感覺，是人類從出生起即有的本能，換言之，吃是人類的本能之一。但是，每天飲食都過量，加上吃各種點心，還有吃很多水果及甜食，這些都是習慣所使然。

正如諺語所言：「三歲孩子的習慣，會一直保留至一百歲。」一旦養成的習慣，會在無意識中出現於行動上，一直持續下去。所以，過食這種行爲，也會在自己未發覺的情況下繼續保存。

現在想告訴各位，A先生的小插曲。A先生（五十七歲）是出身於鄉下，在就讀大學期間，他便前往台北，畢業後開始就業，目前在一家公司擔任總經理之職，在社會上非常活躍。他的家中有太太和兩個正在大學就讀的孩子。爲了健康管理，他每年都接受身體檢查。

A先生的檢查報告資料已經保管了數年，回顧他過去的診斷病歷，從第一次開始，他一直保持超過標準體重三十%的肥胖。A先生是一位非常認真、踏實的人，經常接受有關減肥的指導，據說他也很努力遵守減肥的計劃，但體重一直未見減輕。

所幸，他並沒有罹患其他的成人病，不過醫生告訴他：「A先生，你雖然每年都一心一意要減肥，但一直都沒有瘦下來，現在我們再來討論一次吃了就會發胖的食物，首先是米飯……。」醫生按照順序逐一爲他說明。

此時，A先生以吃驚的表情問道：「喔，不可以吃米飯嗎？」又說：「原來我母親教了我錯誤的事。」

「是這樣子的，我小時候母親在每次吃飯時都告訴我們，如果不吃三碗飯就不能長大成爲強壯的男人，所以我每頓都吃三碗飯，現在也繼續保有這個習慣。因爲如此，無論如何減少其他的副食品，也不能瘦下來。」

對現在的年輕人而言，一頓吃三碗飯，真是令人驚訝，根本是想像不到的事。因爲除了米飯之外，既好吃又能吃得很簡便的食物實在太多了，所以，大家的選擇也就比較多。

但A先生的少年時代，是缺乏食糧以米飯爲主的時代，所以，當時便以吃很多米飯來補充營養。

尊敬母親而孝順母親的A先生，將母親的教誨當作「金玉良言」而奉行不渝，直到將近六十歲的現在，他仍保有每頓吃三碗飯的習慣。

吃是快樂的，而非痛苦的事

一般人都說，人的三大慾望（本能）是食慾、性慾及佔有慾，當滿足了食慾時，有不少人會覺得生活中洋溢著幸福。尤其對孩子來說，吃餅乾糖果、休閒點心及自己喜歡的食物時，是非常快樂的。現代人往往以吃爲人生的一大目的，也以吃爲最大的樂趣，因此，會有「你怎麼可以要我減少食量，爲何要剝奪我的樂

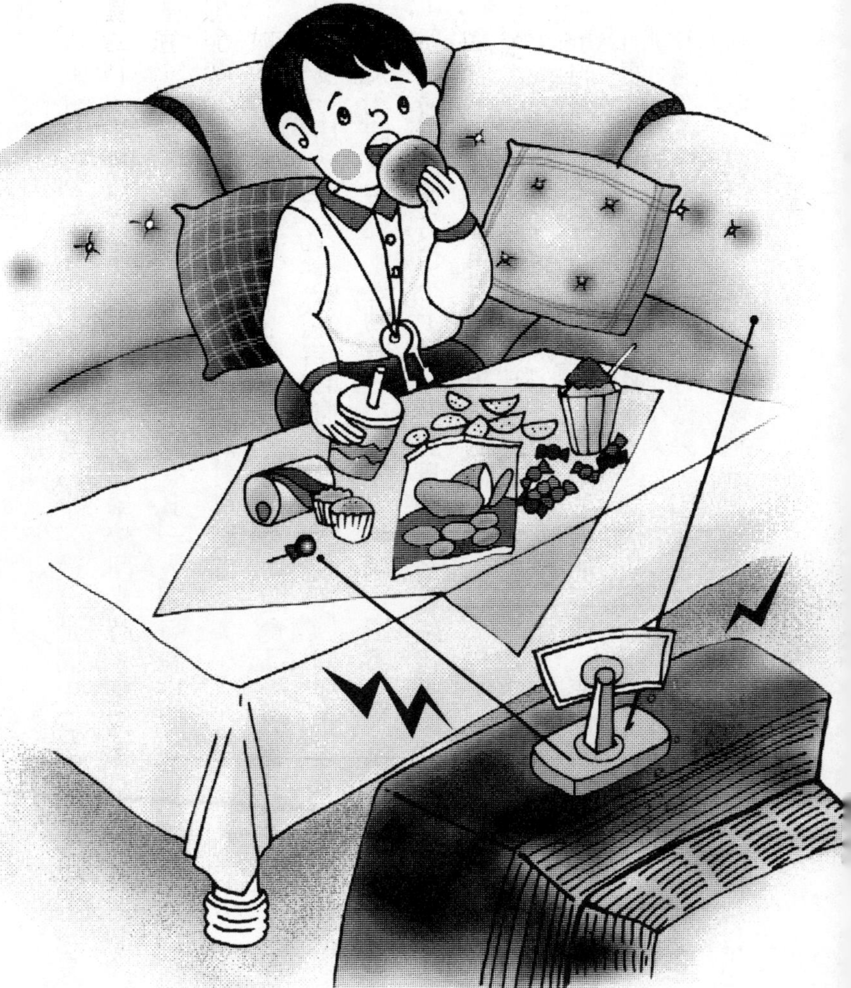

趣呢！」之類的心情，也是理所當然的。

在此介紹一位B學生的例子。B（十二歲）是國中二年級的學生，也是家中的獨生子。B的父母都外出工作，B從學校回來時，家人都不在，是所謂的「鑰匙兒童」。到夜晚爲止，家裡通常只有B一人獨自在家，在這段時間內，只好一個人看電視、打電動玩具、看漫畫以打發時間。

當然，在這種情況下，吃餅乾、糖果等休閒食品的機會就增多了，一五六公分的身高，居然有一三〇公斤的體重。在學校裡，同學也以B太胖來揶揄他，上體育課及和同學遊玩、運動時，都會疲累不堪，跟不上大家。因爲他也不喜歡讀書，所以最近二個月也不上學。前些日子他到醫院接受診療。儘管那並不是B本人的意思，而是他母親很擔心才把他帶去。

總之，醫生就開始和他談談看，他自己絲毫沒有患病的意識，看起來一副若無其事的樣子。檢查的結果，發現他的肝機能不佳，原因可能是肝臟內貯蓄了脂肪，而使肝臟的作用無法完全發揮。因爲他的體重超出健康體重的八十%以上。

B還有一項特長，他居然會做菜，因此，當他單獨一人在家時，肚子一餓便自己做菜吃，而B的母親也因爲讓他一人留在家裡心中感到很內咎，所以也不能抱持不給他吃休閒食品的嚴厲態度。

醫生爲了讓B實行減肥作戰計劃，請他的母親儘可能早一點回家，縮短B孤獨的時間，並由母親親自管理B的過食行爲，限制B的飲食，讓B經常外出散步或遊玩，定期到醫院。

然而，B的體重一直未見減輕。有一段期間，他仍定期到醫院，但他去的目的，是因爲和母親一起到醫院一下子，回去後就可以在醫院樓下的餐廳吃到他喜歡吃的烤玉蜀黍。

對B來說，吃就是他生活中唯一的樂趣，對於健康管理，他根本漠不關心，對自己是否能瘦下來一事也毫不在乎。因爲他還是個孩子，所以只顧努力滿足眼前慾望的現狀，不可能在減肥作戰上致勝。

他之後就沒有到醫院來，據說還是一樣胖，不過已經不再去不喜歡的學校，現在他已到自己喜歡的專業學校就讀，準備將來成爲一位出色的廚師。

「吃」並不會給別人帶來麻煩

無法以語言表達自己感情、意志及願望的人，似乎以台灣人佔絕大多數。以

「吃」行爲來取代語言的表達，打發孤獨的時間，彌補無法滿足的慾望，以此紓解心情、滿足自己的行爲，是不少人常有的情形。在這種情況下，患者多半採取衝動性飲食的飲食類型，對於食物毫不加限制。

因爲吃這件事並不會給別人帶來麻煩，而能採取自我主張的手段，所以此方法顯然比傷害別人感情、造成別人困擾的事情來得高明，也更安全。而會有這種想法，雖然有一點勉強，但有這種情形的人未免也可憐了些。

自己無法觀察自己吃東西時的模樣。再者，吃東西的方式——例如，吃得快、吃得慢、吃時發出聲音等等，也是在生長過程中早已形成的習慣，所以，幾乎所有的人都不會注意到自己吃東西時的方式、習慣。

如果我們自己能觀察自己吃東西時的模樣，應該就會有不好意思、趕快改正的念頭，但就因爲看不見，所以想節食或過食都不容易做到。

對於瘦下來的擔心

有些人在開始出現減肥的成果時，首先是臉部的肌肉減少了，變成容貌消瘦的人。當臉部變得看起來更憔悴時，同事及朋友們因爲並不瞭解當事人的心情，

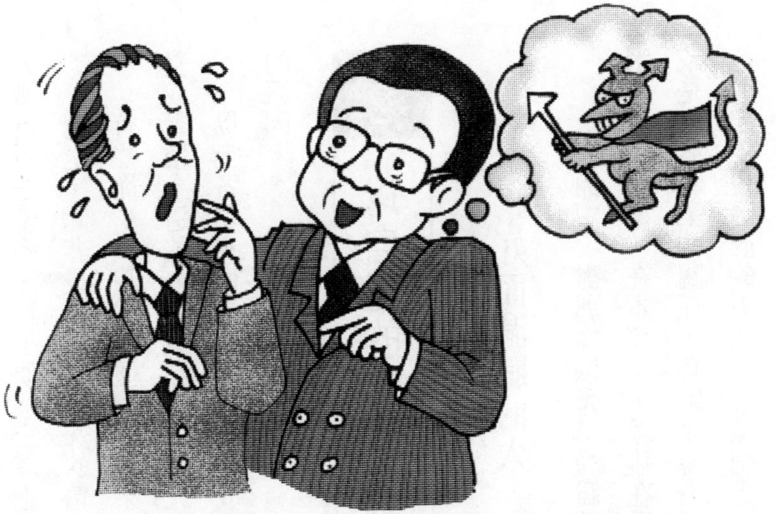

往往會頻頻地詢問：「你瘦了許多，是不是有什麼不對勁？」這些話也常讓當事人吃驚，不知該如何作答。

特別是對過了中年的人來說，一旦變瘦了，就不免令周圍的人擔心是否罹患了癌症。因此，一聽到別人對自己說出這種深具震撼力的話，當事人就會忘卻自己原本有計劃、有目的地減肥這件事，大多數人都恢復原本的飲食方式。

再者，假使以急遽的速度進行減肥計劃，會立刻半途而廢，容易疲倦，如果一直持續下去，有些人甚至會失去工作的意願。如果一覺得自己的體力衰退了便開始擔心，又吃得和以前一樣多，此時體重也恢復了，當事人會開始認爲，體重恢復了大概就不是疾病，結果便停止減肥計劃。

總之，除非是有非常特殊的情況，否則就不應採取急遽的減肥計劃。有些從少年時代起便有「如果不吃飽就不能工作、讀書及運動」的觀念，並養成習慣。這些人對減肥會一直大力反對。

以上各點，便是使人無法養成自動減肥的態度，以及維持減肥計劃變得困難的原因。

2 以自己的方式減肥的人

為了嗜好而減肥的人

上一節中，對那些以醫學的觀點來看非減肥不可的人而言，減肥的確是相當困難的一件事。在本節中，敘述在醫學上沒有必要減肥的人，自己不喜歡發胖，或是由於職業的關係，必須保持消瘦的體型的人，他們之中，絕大多數都是由自己想出不會發胖的方法，在減肥上下了許多工夫。

從中年期到壯年期的女性，也就是三十歲以上的女性居多，她們生育子女的任務已告一段落，經濟上、精神上都很富足，正在過著優閒而幸福的生活，有些女性，會因而食慾旺盛，變得很喜歡零食。因爲她們不需再拚命地工作，所以運動量也不多，因此會稍微胖一點。她們是所謂「幸福的肥胖者」，也就是比標準體重增加約一〇%程度的體重。

這些婦女，在吃了零食後，會立刻發胖二公斤左右。此時，她們就繼續實行幾天不吃主食的減肥法，以恢復原本的體重。或是以繼續幾天增加運動量的方法來減肥。而她們反覆過著每個月實行這些方法一～二次的生活，這種情形，可以說是嗜好性的減肥。

她們都似乎很快樂地做著一切，也成爲朋友間各種有趣的話題。這些人的確精通於短期間減肥的要領，可以說是預防長期肥胖的明智之舉。

中年男性中，也有不少人仍想永遠保持青年時代沒有贅肉的體型，於是拚命想消除開始附著於腰部的脂肪，努力嘗試各種方法。而男性與其說選擇節食的減肥法，還不如說以運動來消除贅肉的人比較多。

工作之前或之後，在健身房從事激烈的運動，每週都繼續做二～三次以上的人，往往每天在公司都使身心呈現過度疲勞的狀態，而且一直持續此狀態，再加上還要從事劇烈的運動，所以他們這樣做雖有消除贅肉、治療心理疲勞的效果，但在肉體上，實在令人擔心會有累積過度疲勞的情形。

在這群男性中，雖然也有人擁有家庭、妻子及兒女，但卻仍有旺盛的鬥志，希望在外面能受到同性的青睞，也很想談戀愛。

拚命想保持標準體重以下的人

這是苗條女性比較常見的現象，從二十歲開始，爲了經常保持標準體重，或是更輕的體重，而拚命地繼續努力，到了壯年期，也一直持續實行減肥法。

她們絕對不會吃得過多，三餐會吃得很好，但絕不吃零食。再者，咖啡、紅茶、果汁裡不加糖，絕不喝含糖的飲料。她們富於活動力，很懂得運動身體的道理，性格上則是頑固的。

有人勸她們吃東西時，也絕對不會吃得過多，一切都以「保持身材」爲主。因此，在人際交往上當然也就失去人緣，產生障礙。不過，倒是令人佩服她們徹底減肥的決心。

由專家的觀點來看，他們會聯想到前述的青春期消瘦症。直到壯年期爲止，仍保持著「胖就是醜」的觀念及習慣，令人覺得她們這種想法非常執拗。這群女性，因爲相較於活動量所攝取的熱量很少，所以當然沒有一個是肥胖者，但她們以天生的固執、堅持，絕不會讓別人看見她們無精打采的模樣。

非減肥不可的人

這些人，便是從事空中小姐、模特兒、表演職業等職業的人。據說，電視的畫面會使身體及臉部胖上二、三成。因此，從事電視的工作時，絕不能發胖。如果演員太胖，給人的印象會很不好，有時派給他們的角色都會被換掉。因爲他們的職業必須受人歡迎，所以如果任意發胖，受歡迎的程度就會降低，有時甚至會因而失去工作。因此，他們必須拚命地減肥。

這些人還包括芭蕾舞表演者、體操選手，他們平日非常忙碌，運動佔了大部份的時間，但幾乎都沒有時間減肥。所以，他們多半是使用很簡單便可瘦下去的藥物，或是食用減肥餐。

由於在經濟上頗爲寬裕，即使是價格昂貴但能快速減肥的方法，他們都會去嘗試，前些日子，有位知名歌手雖明知自己身體有慢性的疾病，但卻以高價使用了減肥法，結果不幸身亡。由於職業的關係，他們受到周圍的誘惑也較多，所以也有很大的危險性，不過，最後變成那樣實在令人遺憾。

以人類的心理而言，很容易產生一種錯覺，誤以為只要是高價的藥物或是健康食品便一定有效，希望各位能充分注意這點。

關於外科療法

最近，有些身軀臃腫的肥胖者利用了新的減肥法，醫療機構對於那些非減肥不可的人，施行切除部份胃部的手術。

由於胃的容量變小了，一次無法吃太多東西，所以確實能達成減肥的效果。這種方法，對懶惰而無法以自身力量瘦下來的人而言，也許是最恰當不過了。

但他們在手術後，吃東西大概是食不知味，無法像以前一樣吃得津津有味。過去都是以吃來滿足心理的慾求，彌補對現實的不滿，手術後因為很多東西都不能吃，所以在尚未找到其他滿足慾求的方法前，心裡的焦慮會愈來愈嚴重，那種情形是異常痛苦的，有時甚至有人因而產生恐慌。

再者，由於使胃袋變小，產生強制性減肥的結果，所以如果站在有良知的立場來看，並不贊成不尊重患者的自主性，以自己的意志及力量去減肥的方法。因此，除非是極度的肥胖，遲早會產生生命的危險的情形，否則還是不要使用這種方法比較好。

假使是結婚前的女性，她們幾乎都不會希望在肌膚上劃一道傷口。雖然沒有生病，卻在身體上開口，這是女性們所不喜歡的事。總之，最好還是以自身的意志及力量讓身體瘦下來，那才是最自然的容姿。

體重稍有增加便立刻減肥

雖然體重並沒有增加那麼多，但有些人卻仍非常努力想讓自己瘦下來。

的確，如果想讓身體減輕二～三公斤，自然很容易做到。因此，一旦稍微吃多了，或是運動不足時，體重便立刻增加的人，只要實行減肥法、多運動，使體重不至進一步增加，便可防止肥胖的發生了。養成這種習慣後，也可以預防病態的肥胖。

這些人對於無論如何吃、不運動也不會發胖的人，有時也會很羡慕，但相反地，從罹病率來說，前者是優於後者的。也就是說，隨時維持健康體重的人，比較不易罹患疾病。

第6章

開始進行減肥作戰計劃

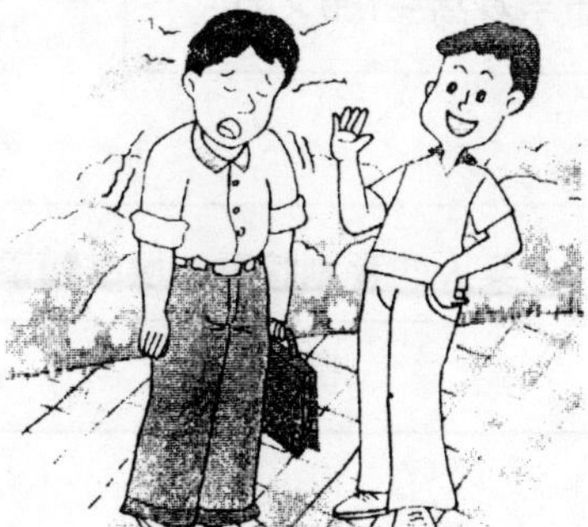

何謂標準體重

在開始進行具體的作戰計劃前，我們先來想一想肥胖的定義。

過去對肥胖的定義，是用布洛卡氏的方法，求得標準體重，再根據此標準體重去計算肥胖度。

除了布洛卡氏之外，也有一些人編列出了標準體重——肥胖度的計算式。

各種方法雖多多少少都有所差異，但是，每個人在這世界上都是絕無僅有的存在，而且每個人的體型也都不盡相同，所以，不可能有一種可以適用於所有人的計算式。

因此，美國約自十多年前開始，便

●肥胖指數

標準體重＝身高－100×0.9

$$肥胖度 = \frac{某人的實測體重 - 標準體重}{標準體重} \times 100$$

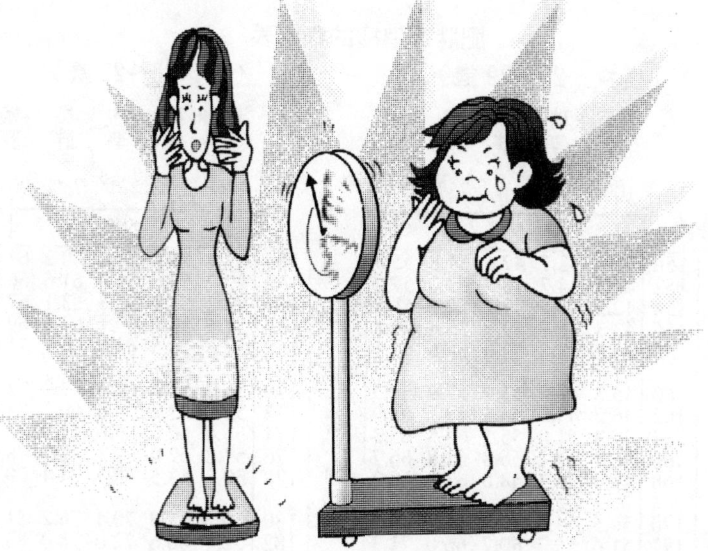

以人壽保險公司爲主，測量投保者個別的身高、體重、體脂肪率，同時也觀察罹病率、死亡率，而將結果統計出來。

而在美國，也由全國的市、鄉、村的保健機構對每個人作同樣的調查，由結果製成性別、各年齡的體重推移表。（請參考一〇〇、一〇一頁表）

在此表中，分成「過瘦」、「稍瘦」、「標準」、「微胖」、「過胖」等五個階段。

此表是目前最值得參考的資料，關於其詳細內容，請參考本書。

肥胖或消瘦的判定表

（女　20～29 歲）

身高（cm）	過瘦 10%	稍瘦 25%	標準 50%	微胖 75%	過胖 90%
150	40.5	43.7	47.6	51.8	55.9
152	41.4	44.7	48.7	53.0	57.2
154	42.3	45.7	49.7	54.2	58.5
156	43.3	46.7	50.9	55.4	59.8
158	44.2	47.8	52.0	56.6	61.1
160	45.2	48.8	53.1	57.9	62.5
162	46.2	49.9	54.3	59.2	63.9
164	47.3	51.0	55.5	60.5	65.3
166	48.3	52.2	56.8	61.8	66.7
168	49.4	53.3	58.0	63.2	68.2
170	50.5	54.5	59.3	64.6	69.7
172	51.6	55.7	60.7	66.0	71.3
174	52.8	57.0	62.0	67.5	72.9
176	53.9	58.2	63.4	69.0	74.5
178	55.1	59.5	64.8	70.6	76.2

體重（kg）

（男　20～29 歲）

身高（cm）	過瘦 10%	稍瘦 25%	標準 50%	微胖 75%	過胖 90%
160	47.9	51.4	55.6	60.2	64.6
162	49.0	52.6	56.9	61.6	66.2
164	50.2	53.9	58.3	63.1	67.8
166	51.4	55.1	59.7	64.6	69.4
168	52.6	56.5	61.1	66.1	71.0
170	53.8	57.8	62.6	67.7	72.7
172	55.1	59.2	64.0	69.3	74.4
174	56.4	60.6	65.6	71.0	76.2
176	57.8	62.0	67.1	72.7	78.0
178	59.1	63.5	68.7	74.4	79.9
180	60.5	65.0	70.4	76.2	81.8
182	52.0	66.6	72.0	78.0	83.7
184	63.5	68.1	73.8	79.8	85.7
186	65.0	69.8	75.5	81.7	87.8
188	66.5	71.4	77.3	83.7	89.8

體重（kg）

（女　30～39 歲）

身高（cm）	過瘦 10%	稍瘦 25%	標準 50%	微胖 75%	過胖 90%
150	42.0	45.4	49.5	54.0	58.4
152	42.8	46.3	50.6	55.2	59.7
154	43.8	47.3	51.6	56.3	60.9
156	44.7	48.3	52.7	57.5	62.2
158	45.6	49.3	53.8	58.7	63.5
160	46.6	50.4	55.0	60.0	64.9
162	47.6	51.5	56.1	61.3	66.3
164	48.6	52.5	57.3	62.5	67.7
166	49.6	53.6	58.5	63.9	69.1
168	50.6	54.8	59.8	65.2	70.5
170	51.7	55.9	61.0	66.6	72.0
172	52.8	57.1	62.3	68.0	73.5
174	53.9	58.3	63.6	69.4	75.1
176	55.1	59.6	65.0	70.9	76.7
178	56.2	60.8	66.4	72.4	78.3

體重（kg）

（男　30～39 歲）

身高（cm）	過瘦 10%	稍瘦 25%	標準 50%	微胖 75%	過胖 90%
160	50.1	53.9	58.5	63.5	68.3
162	51.1	55.0	59.7	64.8	69.7
164	52.1	56.1	60.9	66.1	71.1
166	53.2	57.2	62.1	67.4	72.5
168	54.2	58.4	63.3	68.7	74.0
170	55.3	59.5	64.6	70.1	75.4
172	56.4	60.7	65.9	71.5	76.9
174	57.6	61.9	67.2	72.9	78.5
176	58.7	63.2	68.5	74.4	80.0
178	59.9	64.4	69.9	75.9	81.6
180	61.1	65.7	71.3	77.4	83.3
182	62.3	67.0	72.7	78.9	84.9
184	63.5	68.4	74.2	80.5	86.6
186	64.8	69.7	75.7	82.1	88.4
188	66.1	71.1	77.2	83.7	90.1

體重（kg）

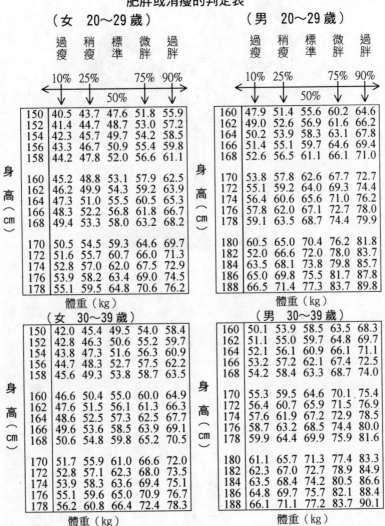

（女　40～49 歲）

身高（cm）	過瘦 10%	稍瘦 25%	標準 50%	微胖 75%	過胖 90%
150	43.8	47.3	51.5	56.2	60.7
152	44.8	48.4	52.7	57.4	62.0
154	45.8	49.4	53.9	58.7	63.4
156	46.8	50.6	55.1	60.0	64.8
158	47.8	51.7	56.3	61.3	66.3
160	48.9	52.8	57.6	62.7	67.7
162	50.0	54.0	58.9	64.1	69.3
164	51.1	55.2	60.2	65.5	70.8
166	52.3	56.5	61.5	67.0	72.4
168	53.4	57.7	62.9	68.5	74.0
170	54.6	59.0	64.3	70.0	75.7
172	55.9	60.3	65.7	71.6	77.3
174	57.1	61.7	67.2	73.2	79.1
176	58.4	63.1	68.7	74.8	80.8
178	59.7	64.5	70.2	76.5	82.7

體重（kg）

（男　40～49 歲）

身高（cm）	過瘦 10%	稍瘦 25%	標準 50%	微胖 75%	過胖 90%
160	50.6	54.5	59.1	64.0	68.9
162	51.9	55.8	60.5	65.6	70.6
164	53.2	57.2	53.0	67.2	72.3
166	54.5	58.6	63.5	68.9	74.1
168	55.8	60.0	65.1	70.6	75.9
170	57.2	61.5	66.7	72.3	77.8
172	58.6	63.0	68.3	74.1	79.7
174	60.0	64.6	70.0	75.9	81.7
176	61.5	66.2	71.8	77.8	83.7
178	63.0	67.8	73.5	79.7	85.7
180	64.6	69.5	75.3	81.7	87.9
182	66.2	71.2	77.2	83.7	90.0
184	67.8	72.9	79.1	85.8	92.2
186	69.5	74.7	81.0	87.9	94.5
188	71.2	76.6	83.0	90.0	96.8

體重 74.7（kg）

（女　50～59 歲）

身高（cm）	過瘦 10%	稍瘦 25%	標準 50%	微胖 75%	過胖 90%
150	43.6	47.4	52.0	57.0	62.0
152	44.7	48.6	53.2	58.4	63.4
154	45.8	49.7	54.5	59.8	65.0
156	46.9	50.9	55.8	61.2	66.5
158	48.0	52.1	57.2	62.7	68.1
160	49.1	53.4	58.5	64.2	69.7
162	50.3	54.7	59.9	65.7	71.4
164	51.5	56.0	61.4	67.3	73.1
166	52.7	57.3	62.8	68.9	74.9
168	54.0	58.7	64.3	70.5	76.6
170	55.3	60.1	65.9	72.2	78.5
172	56.6	61.5	67.4	74.0	80.4
174	58.0	63.0	69.1	75.7	82.3
176	59.4	64.5	70.7	77.5	84.2
178	60.8	66.0	72.4	79.4	86.3

體重（kg）

（男　50～59 歲）

身高（cm）	過瘦 10%	稍瘦 25%	標準 50%	微胖 75%	過胖 90%
160	49.3	53.2	57.8	62.9	67.9
162	50.6	54.6	59.4	64.6	69.8
164	52.0	56.1	61.0	66.4	71.6
166	53.4	57.6	62.7	68.2	73.6
168	54.8	59.1	64.3	70.0	75.6
170	56.3	60.7	66.1	71.9	77.6
172	57.8	62.4	67.9	73.9	79.7
174	59.4	64.0	69.7	75.9	81.9
176	61.0	65.8	71.6	77.9	84.1
178	62.6	67.6	73.5	80.0	86.3
180	64.3	69.4	75.5	82.2	88.7
182	66.0	71.3	77.5	84.4	91.1
184	67.8	73.2	79.6	86.7	93.5
186	69.6	75.2	81.8	89.0	96.0
188	71.5	77.2	84.0	91.4	98.6

體重（kg）

何謂體脂肪

再者，雖說是肥胖，但肌肉發達的那種肌肉肥胖應是健康的，所以問題在於體內的脂肪量過多的肥胖狀態。因此，最近除了作體重測定之外，同時也計算體脂肪率（Body M-AS Index）。

也就是說，以特殊的器具測定上臂裡側肘上的部份，以及背部肩胛骨下方皮下脂肪的厚度，而以此值爲基準，算出體脂肪率。這種測度及計算式，對一般人而言稍嫌複雜了點，所以各位不妨到保健所，或有爲人作檢查的設備的地方去，向相關人員諮詢一下。

市面上也有簡便的皮下脂肪測定器出售，任何人使用它，都能輕易地判定皮下脂肪的數值。

關於皮下脂肪簡單地說明其概略如下：

肥胖者的體脂肪率，男性是十五～十八％，女性是二十～二十五％。皮下脂肪的厚度，男性如果超過三十五公厘，女性如果超過四十五公厘，所算出的體脂肪率，男性是二十％，女性是三十％。也就是說，假使超過此數值，便應列入肥胖者的範圍。

如果以過去的標準體重爲基準的肥胖度，和此體脂肪率的關係來看，那麼，肥胖度超過三十％的人，體脂肪率當然也較多，但如果是超過二十％，也有人是因爲鍛鍊肌肉而脂肪較少，所以這種人就沒有必要減肥，相反地，即使是二十％以內的肥胖，當然也有人體脂肪率居高不下。

因此，這種人有必要基於健康管理的目的，實行減少脂肪、增加肌肉的減肥法。女性朋友中，屬於此類型的人應有不少。

由於自己的體型屬於豐滿型，所以雖然不是肥胖，卻想瘦下來而正在實行減肥的青春期年輕女性們，對於肥胖、減肥還是應有正確的知識，先確認是否真有必要後，再開始進行減肥作戰計劃吧。

訂定減肥的目標

如上所述，一個人之所以會有過食行動及肥胖，其中的誘因包括了此人的心理狀態、生長環境（過食的習慣、性格行爲模式）、目前的生活狀況（孤獨的生活、特殊的職業、是否充實）、體質（容易發胖），因此，如果想實行正確的減肥法，一直持續健康的體重，只是節食一定很難成功。

有鑑於此，在尚未減肥前，應先正確地瞭解自己的體重及肥胖度，檢討是否有減肥的必要，如果有必要，就應設定目標。

目標的先後順序如下：

▼徹底維持健康體重

以超出標準體重一〇%的體重爲健康檢查，而維持此健康體重即爲目標。如果體重降低到標準體重以下，人變瘦了，有時就會出現精力不足或對疾病的抵抗力降低的情形，健康管理便不容易，所以，各位無論如何都應維持健康體重。

▼減少體脂肪使肌肉增加

即使是有健康體重，但體脂肪率卻很高的人，爲了預防將來脂肪不斷地增加，就有必要減少體脂肪，增加肌肉。此時，應以運動爲主，限制容易形成脂肪的食品，關於其具體的方法，後面會加以敘述。

▼超過三十%以上的肥胖度絕對有減肥的必要

爲了健康而長壽，即使是患有成人病的人，當體重超出標準體重的三十%以上時，爲了抑制疾病的惡化，絕對有減肥的必要。這種肥胖程度的人，都是在二十~三十歲會時便已開始肥胖，並有過食的習慣。因此，他們常認爲自己的肥胖是理所當然的，而且也沒有自覺症狀，對無精打采的原因毫無認識，不會主動地減肥，所以通常他們都很難有減肥的動機。

對專門指導患者減肥的醫師而言，指導此類肥胖者是最困難的。

▼為了有一個充實的人生

經由減肥這個課題，檢討自己，學習明智的生活方式，維持長久而健康的人生，使自己的人生更加充實，這樣的目標非常重要。

現在就敘述，擁有上述的目標後，如何積極、具體地獲得健康體重的方法。

步驟Ⅰ　為了滿足心理的飢渴

——肥胖是心理的飢渴

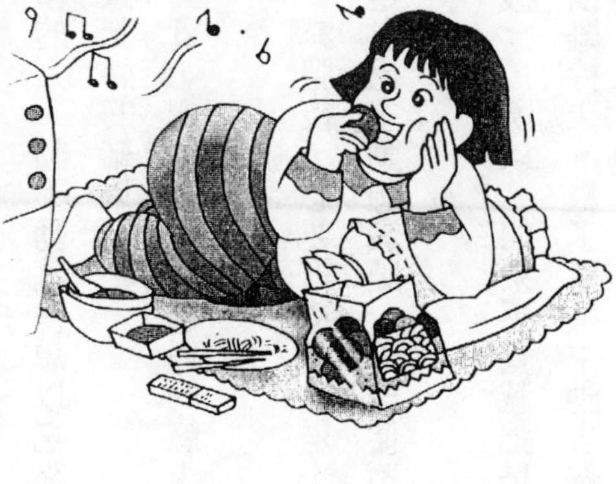

1 從檢視心理開始

探究心態

心理不能得到滿足，以及無論做什麼事都很消極的人，動不動就會想以吃來滿足心理的慾求。而當這種情形變成習慣後，便導致肥胖的結果。

因此，如果說「肥胖是心理的飢渴」並不言過其實。如果能滿足心理的慾求，也就是可以確實賦予減肥一個動機。

對於那些無論如何必須讓自己瘦下來的人而言，減肥後，想要維持體重是十分不容易的，這點前面已經說過。因此，如果除非是自己主動想減肥，否則便不可能維持減肥後的體重。

因爲人生的主角便是自己本身（自己本身是司機），所以，如果感覺減肥是爲別人而做，或是別人強迫自己去做，減肥作戰便很難持久。爲了產生主動去做的意願，首先應檢視自身的心理狀態，由是否正確地瞭解自身開始。

人的心態，很難看清別人，雖不難觀察別人，但對於要看自己的臉還是要利用鏡子，若是沒有鏡子，自己的臉部、表情、舉止都無法一窺清楚。同時，自己的心理狀態也很難由自身正確地瞭解。

有時，和能打開心窗坦誠交談的朋友，或是和專家對談，才能瞭解自己的心境，沒有這樣的交談對象，仍是單獨一人時，在此建議各位，不妨用鏡子照照自己，和鏡子裡的自己談話吧。

和鏡子的對話

如果在鏡子前吃東西，就會照出吃相，究竟自己吃東西時是什麼德性。當看到自己貪婪的模樣，飲食行動應該會稍微遲緩下來。再者，如果看到自己太胖的臉龐及身材，也會想到自己非減肥不可了。

通常，使用鏡子的時候，男性是到美容院或浴室整髮時，女性，則多半是做臉、化妝時，在這些時候，人們並沒有檢視到自己的表情。因此，有些人，一輩子都沒有看到自己臉部表情的機會。

然而，表情是表示當時身體的健康狀態及心理狀態，它反映了一個人內心寂寞、陰鬱、悲傷、開朗等喜、怒、哀、樂的情緒。因此，從照映在鏡子裡的心情，便可確認自己在某個時候的心境，也能有更好的表情。

正如前述，台灣人傳統上具有忍耐的習性，所以缺乏以語言表達自己的心情及願望的能力。在這種情形下，心裡很容易累積一些不滿的情緒，一再地壓抑自己。過食及衝動性的飲食，也是這種欲求無法得到滿足所引起的補償行爲，在尙未採取吃的行爲前，吐露出積壓於心中的事情，是一個好方法。

因此，應向反映在鏡子裡的自己傾吐，回顧一天中所發生的事。如果像這樣向鏡子裡的自己描述當天所發生的好事，表情就會變得鬆弛自然多了，會有很好的心情。

另外，也有人會向鏡子裡的自己喃喃自語，說一些不愉快、令人生氣的事，例如：別人對自己說了某句話，而自己內心受到傷害或非常憤怒，但自己一整天都無法加以辯駁，一想到這些場面，就會變成悲傷的表情。此時，不妨將原本很想向對方說的事，以言詞向鏡子裡的自己傾吐。

利用這種動作的過程，讓自己內心的情緒得以發洩，每天都能安然入眠。如果不讓不好的情緒發洩出來，那種一直留在心中的不甘心情緒，會變得愈來愈沈重，很難睡得著，各位都有此經驗吧。

照鏡子的技巧

除了實行上述製造表情的練習之外，同時也要練習如何利用鏡子表達自己很想向對方說的話，先對著鏡子演練一遍「台詞」。這和戲劇台詞的練習是一樣的。一個晚上約五次說出內心話，如此再重複一次，每天晚上都持續實行，做一週左右。如此一來，那些「台詞」就是形成本身既有的條件，將來一定能在對象面前說出來。

進一步地，經常面對鏡子裡的自己，自問：自己如何想？是什麼樣的心情？有何希望？這種自我練習的動作，會成爲得以確認自己心境的手段。而且，也能確認自己究竟在什麼樣的心情下，會有過食及衝動性飲食的行爲。

如果是女性，且確認自己有想談戀愛的心情，那就一定會有很想瘦下來的願望，即使是男性，假使希望受到女性的青睞，也應該會很想瘦下來，非常在意自己的身材。以女性而言，都會希望能穿著標準尺寸的服裝，所以，似乎她們也會經常想到苗條一點的問題。

假使你擁有強烈的願望，想要獲得幸福、長壽的人生，富於活動力，就會產生讓自己瘦下來的念頭。

關於鏡子的應用法，就將它稱爲「照鏡子的技巧」。

2 設定人生的目標

以食慾滿足一切

食慾、性慾、佔有慾及支配慾是人類的本能慾望。

如果人們只一味地被這些慾望所驅使，只一心一意以滿足這些慾望爲滿足，那麼一定會帶給別人困擾、造成困難，或是傷害別人、將別人踩在腳下。

因此，爲了善加瞭解自己的本能慾望，和別人協調合作或彼此互助，且爲了尊重別人，必須有將自己的慾望熄滅的意志力。

要培養自我控制的能力，否則便無法幸福地過著社會生活。在本能慾望中，比較不會給別人帶來麻煩，造成太大的困難。有時，人們會採取只滿足食慾以補償其他無法得到滿足的慾求，成爲暴飲暴食的類型。

肥胖便是這種補償行爲的結果，所以，還是有必要培養自我控制飲食行動的能力。熱衷於滿足食慾的肥胖者，其他方面的行動力會較差，而其他的行動通常也多半變得消極。

本來，食慾是爲了讓自己有活下去的能量，爲了活躍於社會所必要的慾望。再者，性慾應是繁衍子孫，使人類社會繁榮的慾望。佔有慾及支配慾應是對社會有所貢獻，賦予人們恩惠所必要的慾望，但如果只是爲了自己一個人而去滿足這些慾望，仍是大錯特錯的。

事實上，如果我們看到有人認爲吃是自己人生的目的，或是只一味地滿足性慾，將金錢儘量儲蓄起來，我們心裡也許會覺得這樣的人很可憐。

但是，目前的社會，是以經濟掛帥，洋溢著一片平和之氣，相對地，目前的時代也被稱爲飽食的時代，完全以滿足口腹之慾爲取向，以致被批評爲過於開放。不僅如此，人們在性愛上追求自由奔放，人生的取向轉爲賺錢第一，以滿足自己的佔有慾及支配慾。

人類畢竟是脆弱的，很容易受到這種潮流的影響、同化，容易任憑本能慾望的驅使而生活。現在的社會，如果說是個精神貧窮的社會也並非言過其實。

正確地瞭解自己

要一個人不被社會的風潮所擺佈，作為世界上獨一無二的人而存在著，並且活用各位獨有的個性、能力而生活，過一個充實的人生——這也許是非常困難的，但是，人生只有一次，所以如果不能有自己獨一無二、多姿多采的人生，任何人都會後悔。請不要氣餒，我們一起努力向這個目標挑戰吧！

為此，首先應「正確地瞭解自己」。上一節的照鏡子技巧的應用，建議各位多照鏡子以瞭解自己，不過，我們也有必要將周圍的人當作自己的鏡子，努力檢視、反省自己。

因此，首先應由周圍的人不同的人生觀之人生態度，從中尋找最正確的。此時，應以「謙虛學習的態度」去接觸別人。無論任何人，如果有人坦誠、謙虛地向別人說：「請你教我。」大概沒有人會覺得不舒服。此時，會立即產生融洽的氣氛，雙方都很想打開心窗說話。

其次，應以耳朵及心靈傾聽對方所說的話，聽到最後一字為止，不要任意在中途插嘴。不懂的地方，應大方地發問，努力去瞭解對方話中的意義。最後，便將自己的感覺及意見說出來，一定要如此循序進行，才是傾聽的正確態度。和每個人交談時，都必須一再重複此程序，一旦操作多了，就會成爲一種習慣。

能正確地瞭解對方所說的話，便能瞭解對方，和自己比較時，便開始能瞭解自己。能知道有和我們產生共鳴的人，知道有和我們人生目標共通或一致的人，或是有和自己完全不同的人，例如，人品、生活態度迥然相異的人竟存在於我們的四周。

那些和自己產生共鳴的人，對自己感到一股魅力，一股吸引力，此時，友情於焉產生，如果進入能彼此互相瞭解的狀態，對於將會扮演自己的鏡子這個角色，而自己同樣也成爲對方的一面明鏡。

正變得淡薄的親子關係

在自己周圍的人們中，和我們最親近的即是家人。父母、兄弟、姊妹都是和我們關係最密切的家人。但以最近的親子關係來說，親子間幾乎沒有對話而互相不瞭解的情形比比皆是。

究其原因，在於親子、兄弟、姊妹間多半忽略了「用心交談」這件事，不肯好好地談話。即使好不容易開了口，也多半立即變成辯論、爭執，不想再交談下去。另一個原因，是父母都在外面工作，親子間幾乎沒有交談的餘暇。

無法交談的家人，是因爲前述的「不將別人說的話聽完」的緣故，因此，從父母彼此間的對話開始，父母必須親自表現出「聽完最後一句話」的態度，而和孩子交談時也必須具備這種態度。

這樣一來，孩子們也會打開心扉積極地和父母談話。有一句諺語說：「父母是孩子的鏡子。」真是一點也不錯。如果父母經常都實踐「聽完最後一句」的態度，那麼孩子們也一定會繼承這種態度。

對孩子來說，父母是自己身邊最容易取得的「人的範例」。孩子們的人生經驗還不夠豐富，充滿未知的事情，因此，經常都希望父母能教他們許多事情。但在今日的社會，已經沒有積極教導別人孩子的態度，鮮少有人存有教導別人孩子有關人生及人們的心意。若是自己的父母再不教導他們，孩子們就幾乎沒有接受教導的機會。

再者，孩子們在進入大學就讀前，便一再在升學考試地獄中受盡折磨，而親子間彼此談論有關人生或自己本身的時間，根本找不出來。現代對孩子、年輕人來說，是一個不幸的時代。

結果，從大人的觀點來看，現代人作爲一個人的成長非常緩慢。在大學校園裡，其中雖全都是年輕人的體型，但內涵卻只及幼兒、學童、中學生程度的年輕人摻雜於其中。在這樣的情形下，究竟意味著什麼。

一直拒絕長大的孩子們中，通常會因爲拒食、過食及飽食而痛苦不堪（大多數是女孩），還有因爲其他的原因而苦惱不已的年輕人，關於在現代社會的冷漠狀態中，自己將來究竟會如何，他們已經開始自覺到了。

獨自一人任何事情都無法解決

彼此一再練習將別人說的話聽完最後一句，這樣才能正確地瞭解別人的「爲人」及「生活內容」，只要能瞭解別人的性格類型，就會將自己和那人做比較，知道彼此相異、共通之處，逐漸知道自己的特徵。和彼此有不同、共通之處的人交談，我們會和能產生共鳴的人，或是具有自己所沒有特質的人吸引，產生友情之後，就會變成彼此經常都成爲對方鏡子的友誼關係。

如果獨自一人，任何人都自己去思考，在無法得到結論的情況下，腦海中便一直苦思良策，在懊惱之餘多半仍無法解決問題，陷入「團團轉」的窘況，而且非常痛苦。因此，人無論如何，必須擁有成爲自己鏡子的朋友及父母。

然而，如果和父母交談，父母們通常會立刻變得「感情用事」，會單方面想壓抑孩子，這種親子關係也極爲常見。

事實上，孩子既不知道如何交朋友也不告訴父母，只是一直將心事埋藏於心底，獨自煩惱而悶悶不樂。對這樣不在少數的年輕人，專家們便成爲鏡子，代替他們的父母給予支持。

感覺到自己孤獨而悶悶不樂的人，如果你有以過食、飽食等行爲發洩、尋求安慰的情形，請一定要到我們這裡來。

自己想做的事是什麼？

我們和別人交談，開始瞭解自己的性格、行爲模式，進一步也知道自己的好惡、各種願望、將來想做的事，以及自己的感情、思考的事。

當我們很清楚地知道自己在做什麼事，接著便在自己心中描繪藍圖，對自己想做的事採取行動，充滿幹勁，變成一個非常有行動力的人。

如前所述，無論是任何一個年齡層，其行爲常是整齊劃一的，也就是說，別人都這樣做自己也不得不「依樣畫葫蘆」，誠如這句話所言，我們被周遭的潮流所擺佈而行動的情形似乎不少。如此一來，和做自己想做的事是大大不同的。當我們很清楚地知道自己正在做什麼時，就會培養自主的能力，自己會自動自發用功讀書，賦予自己做事的動機，而不是茫然無知。

爲了給自己培養能力而讀書，不僅是學生，任何一個年齡的人都是一樣，應先培養主宰自己生命的態度。

但是，由於現代升學考試戰爭形成的風潮，在人們的觀念中莫不認爲：因爲大家都考大學，所以自己爲了搭上升學的列車，不落於後，也要去參加考試看看。因此，當沒有考上大學時，自己和別人都評論自己是個「落伍者」，而縱使考上大學，也很可能對將來毫無目標，只是漫無目標地隨波逐流。

幾乎所有的年輕人，都僅僅爲了「考上大學」這個單純的目標而拚命努力讀書，一旦進入夢寐以求的大學後，就會產生一種虛脫感或空虛感，從此喪失目標而茫然不知何去何從，這樣的人比比皆是。

因爲學校給予他們充分的自由，所以便失去了鞭策的力量。另一方面，也有一些年輕人想要彌補小時候不能儘情地玩樂的遺憾，於是便瘋狂地遊玩。

找工作時也是一樣，因爲大家都就業所以自己也必須就業，只是以這種想法去找工作，既沒有理想，也沒有將來的目標可循，只是隨便到一家公司去上班，有薪水可拿即可，完全不懂得工作的意義。

在這樣的情形下，會立刻討厭這家公司，而公司的主管也當然無法給予認同，久而久之，工作愈來愈無趣，便會離開公司另尋出路。

因爲這種風潮，每家公司的新進人員往往無法久留，公司經常都得爲了人手不足而苦惱。

換言之，因爲升學考試戰爭的緣故，使孩子們沒有餘裕思考、煩惱，作爲一個人的自己的種種問題，所以，造成了根本不知道「自己是什麼？」的年輕人及成人。有鑑於此，本節特別強調了「瞭解自己的重要性」。

3 以自己的意志去行動吧

應建立互助合作的制度

無論任何人，都會有做自己喜歡的事而非常快樂的經驗，而且當事情做完時，即使疲倦不堪也會很迅速地恢復，反而感到舒暢無比。

當人在做自己想做的事時，一定是精神百倍、生龍活虎，也能充分地發揮行動力。但如果是以非做不可的義務感去做一件事時，身心就會過度緊張，疲累感無形中加重許多。

再者，被動地去做自己不願意做的事，或是不感興趣的事時，便無法產生行動力，會很快地想放棄，也很快地就感到疲累。即使是在「非做不可」、「被動去做」的狀況下，也不可能持續得太久，也無法產生行動的意願。因此必須經常都努力讓自己沈浸於「想做」的心境。

爲此，仍有必要將目標放在將來，使自己的將來目標明確。假使確立了將來的目標，即使現在的讀書很令自己厭惡而感到痛苦，只要認為現在的努力對將來是有價值的，那麼再大的辛苦也會變成快樂，各位都應該有這樣的體驗吧。

為了完成自己想做的事，便要由自己擔任主角去做，主宰一切，但一切全都憑一己之力去做是不可能的。因此，必須接受父母、朋友及專家的建議，得到他們的幫助。

也就是說，當覺得需要別人的幫助時，就必須坦率而謙虛地請求他們的協助。希望別人教導你時亦復如此，為了回饋別人對你的協助，當那些曾協助、教導過你的人需要有人幫助時，應積極地協助他。也就是養成互相扶助的習慣。

培養了這樣的態度後，便能產生自主性的行動，凡事自動自發，不過，各位之中可能有人雖然很想採取行動，但卻顧慮太多，或是沒有自信而缺乏行動力的人，下面我們就來探討這個問題。

致缺乏行動力的人

前面已經說過，雖然缺乏行動力但卻有飲食衝動的人，必須另當別論，而這些人之中，也有不少極度肥胖的人。

缺乏行動力的人，現在請再次回顧自己的生活，以及和父母、兄弟、姊妹間的關係。

▼過去經常都得聽父母的嘮叨

如果從幼小時起父母便經常像唸口頭禪似地向你說：「你不管做什麼事都是慢吞吞的！」「不管做任何事你都會很快氣餒而放棄。」「無論做什麼事都不能好好地做。」「你真是笨拙的人，不中用！」

經常聽到這樣的嘮叨時，會在不知不覺中誤以爲自己真是一個慢吞吞、遲鈍、沒有能力、差勁透頂的無用之人，於是，讀書、做事的意願便降至最低，行動也會變得較爲消極，這樣的例子屢見不鮮。

▼過去經常在兄弟間被比較

如果過去兄妹、姊弟間經常被拿來作比較，父母或別人評論說：「你的頭腦不好。」「你經常都是那麼遲鈍。」「態度不夠。」「差勁的孩子。」

說出輕視你的話，那麼在不知不覺中你會誤以爲自己比別人差勁，不管做任何事也認爲自己能力不足，而很難採取行動。

▼被同學們排斥

當自己誤以爲能力不足而缺乏行動力時，在學校中態度也會變得內向、害羞，和同學們的交往也會變得消極，很難有朋友，逐漸孤立起來。然而，很喜歡讀書的人不會受到周遭的影響，不被環境所擺佈，反而更加發憤用功，所以即使被孤立了，成績仍會有所進步。

再者，畏畏縮縮而膽怯的人，被同學揶揄、欺負的可能性似乎很高。由同學看來，膽怯的同學會令人覺得是比自己更弱的人，所以，便將自己心中無法發洩的感情轉向這些弱者，將內向的同學當作出氣筒，不斷地找他們的麻煩。

如果這樣的情況一直持續下去，內向而消極的孩子，在學校生活中會變得更加乖戾，以致喪失了活動性。

而且，這些孩子在家庭中也是什麼話都不肯說，看來既溫馴又消極，所以，家人也動不動就容易將這些孩子當作出氣筒，會演變成長期遭受「家人冷落」的情況。如果這種情況一直持續下去，孩子就很容易將自己封閉起來。

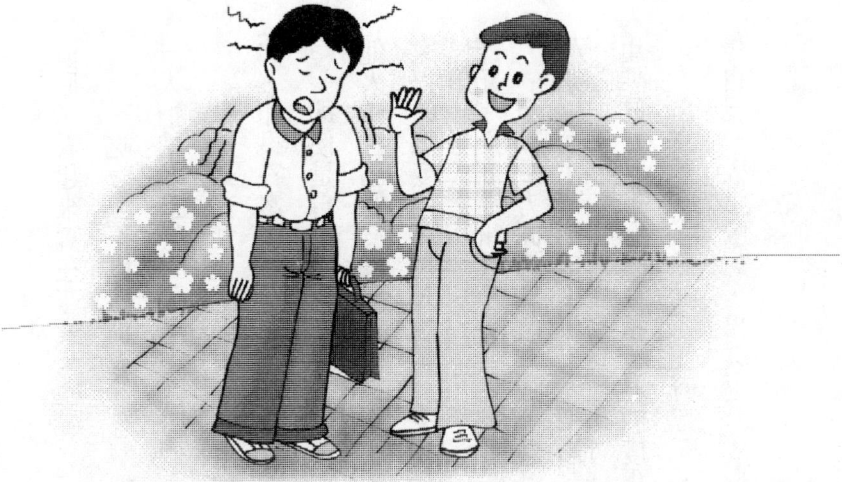

為了克服自卑感

因爲生活中受到周圍人們的壓力，而行動也變得消極，所以，年輕人應有的精力便無法完全發散，逐漸鬱積在心中。因此，這股精力應該遲早會爆發出來，但如果發洩的手段變成「過食」時，就會愈來愈胖，變成身軀臃腫龐大的肥胖者。

而採取「拒食」、「飽食」等手段時，過度的消瘦生命就會有危險，採取「過食」及肥胖的方法時，就沒有這樣的危險，可以說是仍然可行的方法。

不過，我們每個人都應該被賦予尊貴的生命及人格，並且也應該具有平等、幸福地過生活的機會，被人排斥而過生活的情形，看起來實在悲哀至極。

「吃」並不會給別人帶來麻煩、造成困擾，它能以自我的意志去做，能獨自一人悄悄地進行，那些肥胖者們，可能便是因此而採取「過食」的手段吧？

關於以上所說的各點，請各位暫且回顧看看，確認自己是否多少有這樣的傾向，如果答案爲「是」，便請將以下各點銘記於心。

即使是自己所成長的家庭，家人都對自己不好，變得自卑或乖戾，周遭的其他人和自己的父母、兄弟、姊妹是截然不同的人，所以，你根本沒有必要以面對家人的態度和那些人接觸。總之，你必須好好地，重新檢討自己，努力採取能讓自己產生自信的行動。

至於這方面的具體方法，是以上述的「瞭解自己」爲準，爲此，「正確地瞭解別人，和自己作比較」、「培養出自主性的行動」等等成爲基本要項，而且最重要的是，「必須以積極的態度化解自卑感」。

自卑感——無論在任何方面，自己都比人差上一大截——這種觀念，幾乎都是自己一人這麼想，日久逐漸成形的。

撒嬌的人的不幸

人各有不同臉孔、體型及身材，沒有任何一個人是和別人完全一樣的。性格、行爲模式、想法等等，也都不盡相同。如果以臉孔及身材來看，外表上的條件的確有優劣、美醜之別。我們看到好看的人時，就會羨慕對方，這也是理所當然的，此時自卑感也於焉產生，因而心理崩潰的人也時有所聞。

各位大概很難了解，一個人的價値不是只靠外表而決定，如果只靠外表便決定一個人的價値，那麼人就無異於玩偶了。所以，問題在於每個人的「內涵」。

也就是說，純真而正直的心，思考力、活用自己的能力去行動的能力，好好地和別人相處、互助合作的能力，具有這些特質的人，便是有價値、優秀的人。這些內涵，如果在瞭解自己後努力去實踐，便一定能培養出來。

如果想珍愛自己，希望自己擁有幸福，那麼認識自己是世界獨一無二的個體的人，一定可以真正抓住幸福。如果不太瞭解自己，一直被周遭的人所擺佈過日子，那麼，這樣的人一定無法愛自己，也得不到幸福。這些人，並不是憑藉自己的力量去過日子，而是依靠周遭的人而活，很有依賴心的人。

由自己擬定計劃，以自己的力量去行動的人，不太會有不平、不滿的情緒，但依靠別人不以自己的力量過日子的，不平、不滿的情緒就會不斷增加、累積。即使周遭人對他們有所期待或請求，也多半不會為了別人而伸出援手、助一臂之力，於是，便變成慾求無法得到滿足，不平、不滿就會愈積愈多，形成一股負面的情緒。

基於這樣的理由，有依賴心的人，不平、不滿的情緒會一再累積，到了最後，便誤以為自己比別人差，愈來愈無法有所行動，總是表現出消極的一面，畏畏縮縮的。結果，那些依賴心較強的人，所能做的事情只有不依靠別人也能做好，最簡單又近在眼前的行動，例如，吃這件事。

如上所述，因為誤以為自己比別人差，便喪失了自信、缺乏行動力，所以，還是應經常運動，以此培養體力。為了使自己的知識更加豐富，應認真地研讀書本，聽取周遭眾人的意見，請教別人自己不懂之處，也就是努力於做學問，培養自己的能力。

為了使自己的身心經常保持健康，採取不斷學習的態度，以及為了養成行動力而努力，成為一種習慣。

如果每天都像這樣努力，在不斷努力學習的情形下，過去認爲自己比別人差勁的感覺就不再出現，而逐漸地迎頭趕上，甚至感到自己比別人優秀，後來居上。只要將自卑感當作是自己成長中的一個契機，人就會有所進步。

每天都爲了自己的幸福而一一去完成自己想做的事、該做的事，當行動力養成後，關於「吃」這件事，最後的目的僅在於使自己活下去，讓自己有精力而已，於是根本沒有必要以吃去滿足心理的飢渴。

結　語

《心理的飢渴》

・父母根本就不管的孩子們
・父母只供給物質而不給予愛的孩子們
・被父母當作寵物看待的孩子們
・被父母或兄弟姊妹的壓力擊垮的孩子們
（被家人冷落、排斥的孩子們）
・被環境所逼而感到孤獨的人
・被丈夫冷落的妻子
・無法相信別人的人
・物質慾望強烈的人
・無法以語言表達自己的感情及願望的人
・依賴心較強的人

《如何滿足心理的飢渴》

○應好好地掌握自己，善加瞭解自己本身
○應發現自己乃是世界獨一無二的人，自己擁有別人所沒有的特質，應有自信，適度地自負
○應用以語言表達自己感情的訓練
　・照鏡子的技巧
　・和家人的對話應力求充實
　・練習彼此都將對方的話都聽完最後一句
○養成輕鬆地活動身體的習慣（富於行動力）
○幸福必須由自己去追尋，否則便無法獲得
○健康管理應由自己本身去做司機（也就是主角）
　{預防成人病的第一步應由預防肥胖開始
　 改善不利於健康的習慣。

步驟Ⅱ　養成運動的習慣

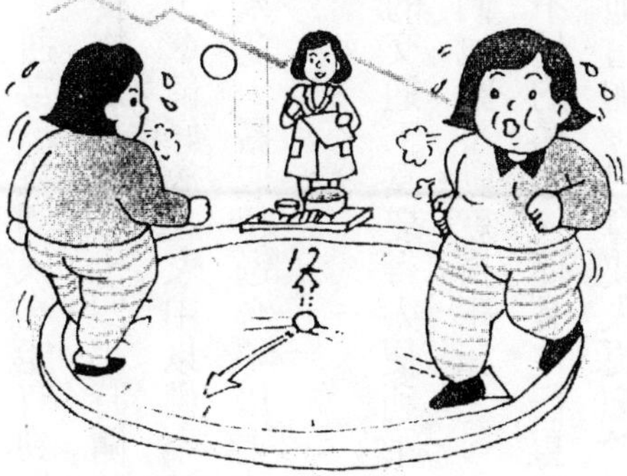

1 現代人的運動情況

容易形成運動不足的背景

要消耗因吃而累積起來的熱量，就必須活動身體。通常，我們只吃能有勁地活動身體所必須的食物，量有一定的限制，但現在的食物是一天二十四小時隨時都能取得，無論是任何山珍海味，都能從全世界買來，準備好放在家中以備不時之需，這便是現代人的飲食情況，所以，不小心吃得太多，攝取超過必須以上的熱量，也可以說是理所當然的。

因此，本來吃多了就有必要多活動身體。但現在的交通工具變得太便利了，不需太活動身體也能到遠處旅行，即使近的地方，人們也動不動就搭車去。

結果，交通便利反而是一種害處，大家都有運動不足的情形。而且，體重變成超過標準體重三十％以上，影響到健康，體重一再地增加，只會使人更懶於活動身體，運動不足的情形也愈來愈嚴重，形成一種惡性循環。

再者，處於青春期及青年期的現代年輕人，完全討厭走路，不知道它的好處。但是，如果不養成善加活動身體的習慣，想要充分享受人生必定會出現障礙，也無法期待能有幸福的生活。

運動，對人而言是必要而不可或缺的，以肥胖對策而言，它也是減肥的最佳良方。

台灣的文化，具有一項明顯的特徵，那就是一旦美國、日本流行的事物，很快就會被引進。而一般人的運動習慣，似乎也有這種傾向。

也就是說，諸如慢跑、有氧運動、爵士舞蹈，及具備各式各樣運動器具的俱樂部，現在已經如雨後春筍般林立起來，蔚爲流行，這些運動都是全盤倣效美國、日本的流行，成爲人們的休閒活動。

至於其他的運動，則是本來就有的，不過，籃球、游泳、網球、高爾夫、槌球等運動似乎也很流行。年輕人有籃球、網球，之後的年齡層有高爾夫，而高齡者也有槌球，這些運動都很普及。

沒有老化的自覺，身體就會發生問題

如上所述，在一般人之中，運動非常普及。不過，接著身體發生了因運動而引起的各種問題。姑且不論這些問題在年輕人所產生的影響，它們對中年、壯年年齡層所產生的影響似乎特別顯著。

也就是說，企業戰士們大部份都是週休二日制，都有享受運動的時間，這點倒令人很感欣慰。但是，一週五天中從早一直工作到深夜，而晚上又為了應酬到處吃喝玩樂到很晚，不僅睡眠不足，酒、菸都過量，也有過食的情形。

在這樣一再地過度勞動、累積疲勞的情形下，導致動脈硬化而罹患成人病的人不在少數。因此，各位也必定碰過在高爾夫球場猝死，或早上慢跑時殞命的例子吧。

在這種狀態下殞命的中、壯年男性們，必定是忘卻了自己的身體已開始「中古化」，誤以為自己的體力永遠和青年一樣。因此，即使覺得自己的身體狀況不佳，也忽略過去，對於平常的健康管理也是完全不關心。

然而，在大企業制度中，公司方面會積極地勸告員工接受健康檢查，接受檢查的人也不在少數。但在接受檢查時，除非主動陳述特別的自覺症狀，否則醫院是不會作精密檢查的。所以，有時就無法發現已潛伏的疾病。

會發生前述那些緊張事故（猝死等）的人，應該在很早之前便存在著疑爲前兆的自覺症狀。因此，當身體感覺有任何不適時，就必須立刻去看醫生，接受精密的檢查。再者，開始運動時，必須預先接受心肺功能、體力測定的檢查，請醫師給予運動處方，這些都是不可或缺的。

另外，慢跑或跑馬拉松時，膝蓋、腰部、腳踝等下半身部位發生障礙的情形似乎也不少，尤其是中、壯年者更爲常見。

目前，除非是到鄉下地方去，否則已經看不到泥土路了。甚至連運動場，如果是市內的學校，也是以混凝土居多。因此，在舖混凝土的道路上，經常而繼續慢跑、跑馬拉松，尤其是過了中年以後的人，腰部、腳部就會不勝負荷。

當然，慢跑、馬拉松專用的特殊鞋子已經非常普及了，幾乎成爲人人喜愛的運動鞋，但即使如此，已經逐漸「中古化」的年齡層，腰部、腳部還是會受到極大的負擔。

不過，只要走路穿著適當的鞋子，腰部、腳部應該就不會增加過多的負擔。

如果穿著鞋底過硬的鞋子，腳部很快就會疼痛，無法作長遠的步行。

爵士舞蹈、有氧舞蹈、網球

那麼，其他的運動又是如何情形呢？

爵士舞蹈、有氧舞蹈、網球似乎很受年輕女性們的歡迎，但是，這些運動的動作都非常激烈，而且需要較長的時間（至少四十五分鐘以上），這對過了中年以後的人來說，是過份激烈的運動。

至於網球，儘管是中、壯年的人，似乎仍有不少男男女女定期在打，持續這項運動。不過，這些人幾乎都是從年輕時就開始打網球，一直保持運動的習慣，所以，還是應先練習某種程度的技術，否則便無法任意打。

再者，如果只是單打，更必須激烈地到處跑動，所以中年以後才開始打網球的人，想要持續下去似乎並非易事。

打棒球、籃球等球技，如果從年輕時便持續一定的習慣，那麼就可以繼續下去，不過這些都不是單獨一人能進行的運動，所以對一般人而言並不理想。

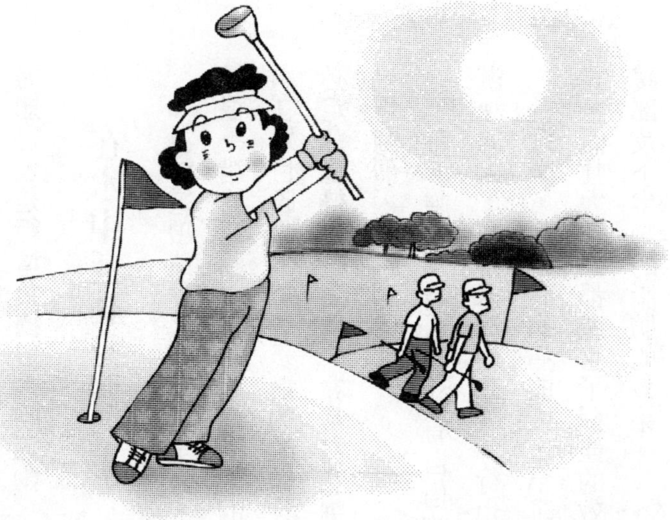

高爾夫是步行的運動

高爾夫自古以來即被視為從青年期至高年期都可以從事的運動。高爾夫是向目標繼續步行的運動，而為了打十八洞，必須步行一萬步以上，所以，它具有為了走路而運動的優點。

即使是身體已開始「中古化」變得體力衰弱不濟，也能視個別的體力去打球，所以它可以說是適合所有年齡層的人從事，也是比較安全的運動。

但是，有時一些人是壯年期才開始打高爾夫，而肋骨在練習時骨折的人，到了壯年期，即使外表上看起來很年輕，也常有骨骼早已老化的現象，所以請多加注意。在從事高爾夫運動時，同時要步行，所以是一種非常好的運動，不過，眾所周知它也是經濟負擔很大的運動，這點實在美中不足。

在水中活動身體

游泳這項運動必須活動全身，使儲積於局部的脂肪擴散，以運動量而言，也是很不錯的運動，但對不會游泳的人來說，游泳並不簡單輕鬆。再者，游泳時必須在眾目睽睽下穿著暴露的游裝，所以，肥胖或身體各部位都有多餘脂肪的人，必定會覺得很難爲情，非常在意別人的眼光，不敢下水。尤其是女性，這種傾向更爲強烈。

雖然肥胖，但對游泳有自信的人，似乎還是很能樂在其中。但即使是不會游泳的人，在游泳池站立著步行也能達到運動的效果。

近來，腰部有病痛的人，爲了作下半身的復健，都採用在水中步行的運動方式，而且大多數都產生了極佳的效果，這樣的運動方式，也能期待它產生消除下腹部及下半身的脂肪的效果。

關於運動俱樂部

最後，有些人加入了運動俱樂部，使用各式各樣的體操器具以達到運動的目的。這些地方，都需要大筆的金錢，所以利用它的人，應該是中年以後的人多於年輕一輩的人。

有些運動俱樂部有教練指導，又有專門的醫師隨時待命，準備好讓我們可以從事不勉強的運動，所以是很安全的。但是，是否能長久持續下去，這點就有問題了，還是必須具有想在所有生活層面都行動力十足，對一切都很積極，希望避免到了中年時發胖，永遠保持年輕時的身材的信念，否則，想要繼續下去並非易事。

絕大多數的人，在工作以外的時間會希望在舒舒服服的狀態下度過，儘量讓自己過得快活一些，所以不會特別到運動俱樂部去，換上運動服，繼續使用那些用起來十分辛苦的體操機械。

即使是俱樂部以外的地方，無論是網路或游泳，都有這種傾向，所以，如果想要養成運動的習慣，這些運動也許並非適合於所有人。

2 建議多步行

最安全而有意義的運動

假使考慮到這些運動的種種情形，那麼最方便、不花費金錢、一想到便能立刻實行的運動，應該便是「步行」了。步行，是所有年齡層的人都能做得到，無法步行的人生，不能說是幸福的人生。

各位都有經驗，當生病躺在床上時，任何人都會深深感到「希望病快好，能早一點走路！」能走到自己想去的地方，如果連這點願望都達不到，想必內心一定難過至極。再者，高齡後仍然生龍活虎過著充實生活的人，絕大多數都不會非常肥胖，而且他們都是腳力極佳、健步如飛的人。總之，「步行」對我們來說和飲食、睡眠一樣，都是每日生活中不可或缺的一項。

在美國，也有不少案例顯示：一般人因各種運動所引起的障礙，到了中、壯年時有增多的現象。因此，近年來也開始提倡從事步行這項最安全而有意義的運

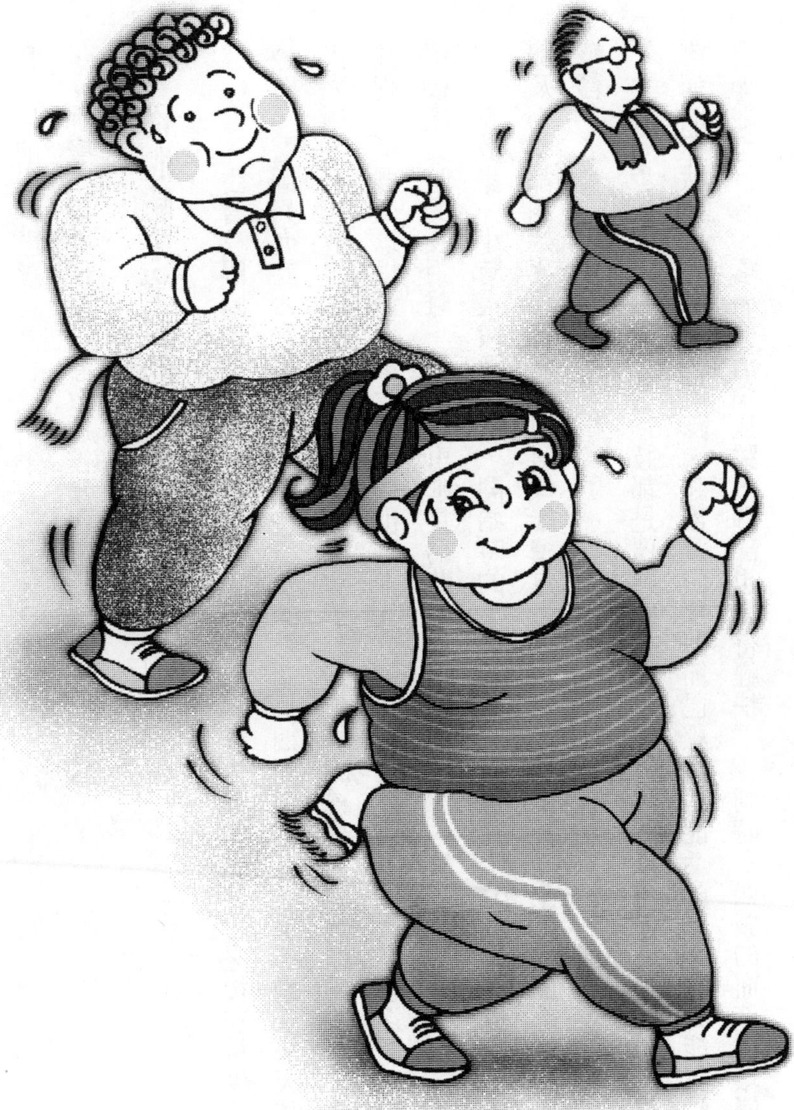

動，目前步行已經逐漸普及化。

那麼，現在便來具體敘述被當作運動的步行的方法。

從體驗中學習的步行法

A先生曾有眼睛染患疾病，長時間需要絕對安靜休養的經驗，之後在接受治療時，醫師只允許A先生步行，而在療養的數個月期間中，A幾乎都過著每天和太太兩人一起散步的生活。當時，A學到了有關步行的種種問題。剛開始時，由於視力減弱所以以慢速步行，行程也以十五分鐘的短距離爲主。後來才逐漸在習慣後延長時間及距離，習慣後再延長爲散步一小時。

在散步一小時這段時間內，開始時的十分鐘，下肢感覺十分疲累，腳踝、大腿及小腿都開始疼痛起來。但這樣繼續走下去後，疼痛消失一空，而腳部也覺得輕鬆多了。

開始步行時，由於整個下肢都是僵硬的狀態下步行，所以不僅疲累，也出現疼痛的症狀，但逐漸地，腳踝、膝蓋及腰部關節已經開始能活動了。當A能行動自如地步行時，疼痛便消失無蹤，腳部也變得輕快了。同時，四肢的血液循環變得良好。

也就是說，行動自如和血液循環變得良好大有關係。但，步行時如果不活動上肢，只是垂著雙臂繼續走著，過了三十分鐘的後半段，必定會覺得手腫了起來而有笨重感。因此，步行時應將雙臂前後划動，同時向前後擺動的走路方式，才能預防雙臂變得笨重。因為，如此擺動容易使步行變得有節奏。

走得最理想的方法，便是以雙臂產生節奏感，再者，有意識地活動腳踝、膝蓋及腳部關節，如此活動全身，便是最佳的步行方式。每天都步行，等習慣這種「連帶作業」後，便能開始體會到步行的快樂。

以A先生的經驗而言，繼續實行散步一小時一個月後，步行距離可以逐漸延長，到了二個月後，便已經步行當初數倍的距離。繼續步行下去後，結果是距離愈來愈拉長了，也成為步行的樂趣不斷增加的要因。

另外一個收穫，是邊走邊和太太談話。平常因為十分忙碌，所以和太太間的對話很容易愈變愈少，但A先生自從和她一起散步後，對話的量增加了，這是非常有價值的收穫之一。

像這樣養成步行的習慣後，步行便成為莫大的樂趣，A先生為了工作前往市中心時，也幾乎不搭車，儘量利用捷運，到近的地方便一定步行，久而久之便成爲一種行爲模式。因爲利用捷運，所以爬樓梯的機會增加了許多，上下樓梯時，如果有節奏地步行，就不覺得疲累。自從不搭車後，和人約定的時間從不遲到，這點A想是深具意義的吧！

良好的步行方式

現在，向各位推薦良好的步行方式，具體要點如下：

⑴請持續實行起碼連續四十分鐘的步行。只要在行程約二十分鐘的地方，不休息地繼續走下去即可。假使僅從事四十分鐘以下的散步，便無法達到運動的效果。因此，每週請作二～三次四十分鐘以上的步行。

⑵儘自己的最大能力去作，不要過於性急，請沈著地步行。持續步行的習慣後，速度會逐漸加快，走得更遠。

⑶步行時，請有節奏地行走，正如前面談到的，保持一定的節奏。

⑷來回的路都請走同一側。有些地方的道路，並不是做成平面，而是傾斜的坡路，所以走一側的路面時，會增加一側下肢的負擔。如果回程也走同一側的路

面，那麼，雙腳的下肢就會承受同樣條件的負擔，所以，疲累的程度便成了左右均等。

如上所述，請繼續實行能養成習慣的步行運動吧！

步行的效用

步行的效用，可以列舉如下幾點：

(1)能輕鬆自如地行動。

(2)胃腸的狀況會變得良好。

運動不足的人，胃腸的功能會呈不穩定的狀態，而產生下痢及便秘交互發生的現象。有這種現象時，如果能從事定量的步行運動，腸內的狀況就會趨於安定，促進二氧化碳的排出，而排泄物通暢的情形也獲得調整。

同時，食慾也會變得良好，不過這是爲了彌補步行所消耗掉的熱量而產生的食慾，所以不會吃得過多。

再者，如果吃得過多就會想活動身體，體重沒有變重之虞。因此，已經有步行習慣的人絕不會吃得很飽。

(3)心情變得開朗，對任何事情更富於行動力。

如上所述，一次步行四十分鐘以上，便可達到運動的目的，到了這樣的狀態時，在體內會開始增加一種使精神振奮的物質，而心情也會逐漸開朗起來。因此，生活意願也隨之增加，對一切事情都富於行動力。如果養成步行的習慣，便能經常都朝氣蓬勃，積極地行動。

(4)養成步行的習慣後，體重自然不會增加，因此，對維持體重是最有效的運動。

(5)因爲健步如飛的腳力，長壽的可能性相對增高。

事實上，到了高齡期仍然過著生龍活虎、精力充沛的生活的長輩們，絕大多數都是健步如飛、腳力極佳的人。步行是唯一可以在一輩子從事的運動，不過還是應從年輕時便養成步行的習慣，這可以說是永保年輕、長生不老的秘訣。

以上，談到有關步行的方式，以及步行的效用，而步行對預防肥胖、維持體重、減肥作戰都是不可或缺的一環。

步驟Ⅲ　改正不良習慣

——戒除不良的飲食、運動習慣

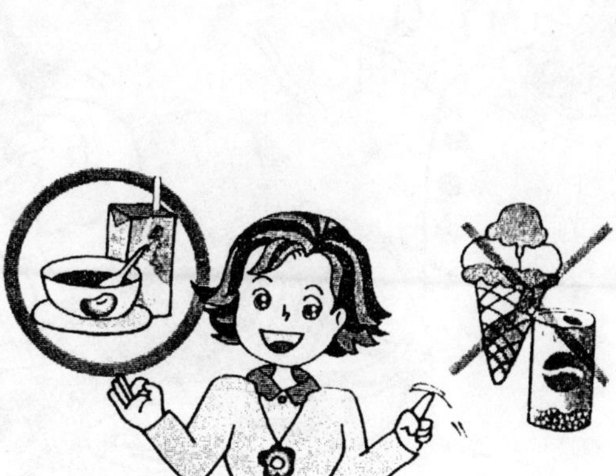

檢查不良習慣

人之所以會肥胖，是因爲在飲食、運動方面有不良的習慣，正是因爲沒有注意到這些事，每天一再重複著惡性循環，所以才會產生不可收拾的後果。如果不戒除這些不良習慣，減肥便無法成功。

因此，首先來檢查各位本身是否有這些不良習慣，並加以改正。

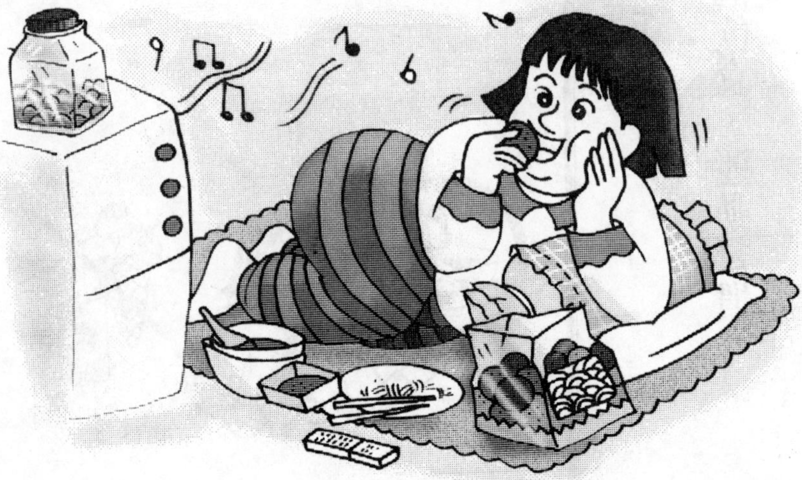

1 飲食習慣

飲食量

肥胖的人，飲食量一定很多，而大吃大喝的習慣，都是一個人所生長的家庭環境所養成的。

舉例而言，家人若都有吃得很多的習慣，則此人一定也是飲食量不小。在這種情形下，父母及孩子似乎都是肥胖者。主食都盛滿擺滿了餐桌，儘情地吃喝。而即使是三餐以外的時間，餐桌上也是經常擺滿了各式各樣的食物，因爲長期處於如此的狀況下，所以家中每一份子都放心地吃喝，認爲經常吃得很多是理所當然的習慣。

再者是吃點心的習慣。如果家中經常都放置了豐富的餅乾類、水果類，覺得無聊或寂寞時，很容易便養成動不動就將食物放進口中的習慣。

現代的孩子們，即使早一點從學校回到家中，大部份卻因爲父母都外出工作而無人在家。單獨一人留守在家中時，就會吃很多零食、點心。

因爲父母們也覺得很對不起孩子，通常都會買很多糖果、餅乾放在家中，算是給予孩子的一種慰藉。

肚子餓時，想吃零食、點心是基於暫且應付過去的想法，這也難怪。然而，此時所吃下的食物中，水果類、餅乾類大爲增加，但這些食品消化情形良好，不久之後，肚子又會餓起來。因此，會一直吃下去而不自知，也就是會一再反覆吃零食、點心，如此當然會變成吃得很多。

飲食的嗜好

非常喜歡甜食的人、非常喜歡油膩食物的人、非常喜歡水果的人……這些人通常以肥胖者居多。對自己喜歡的食物漫無節制，也就是具有一開始吃起來便無止盡地吃下去的傾向，所以當然攝取了過高的熱量。因爲都是自己喜歡吃的食物，所以便以爲只要不吃到食不知味，而是享受著，吃得津津有味，應該就不會攝取過高的熱量，但是，事實上似乎並不盡然。

對自己喜歡的食物便食慾大增，大吃特吃的人，很容易有飲食內容偏於一類的情形，因此有時營養會失去平衡。

飲食的速度

大抵而言，肥胖者吃東西的速度似乎比一般人快。前述有大吃大喝習慣的家庭，是將食物裝滿了盤子端出來，而大家都準備好一開始便爭先恐後，先下手爲強，每個人忙著吃裝滿盤的食物，吃得快的人就贏得勝利，所以當然吃得到很多食物，同時也是肥胖者；而消瘦的人，吃東西的速度多半是比較緩慢的。

眾人圍著餐桌時，如果邊談邊吃，談話的瞬間，空氣會進入胃中，佔據胃內的空間，所以就無法裝下太多的食物。吃東西速度快的人，連談話之間都不這樣吃東西，所以很快便能將食物送入胃內。

不過，喜歡喝酒而發胖的人，其中有些人似乎一方面喝酒一方面吃東西，花時間慢慢地吃下一大堆食物。

酒類也含有大量的糖份，所以，喝很多酒的人多半都會逐漸發福，但其實不然，我們也會看到一些喝了很多酒卻不胖的人。所以，只有很會吃的人才會日漸發福。

餐後的附餐

西餐中一定有「附餐」。也就是說，餐後有喝酒、咖啡、紅茶，以及吃蛋糕、乳酪、巧克力、水果的習慣。西餐中油膩的食物很多，可能因爲這個緣故，所以才需要設計「附餐」，讓吃西餐的人覺得口感舒爽。

這是西洋人自古即有的習慣。雖說是「附餐」，實際上有些東西是熱量相當高的食物，在這方面絕對不能說適合現代人，尤其是對那些肥胖者而言，更是應儘量避免。

不過，吃副餐這個想法是好的。我想在東方人中，餐後有吃甜點、水果的習慣的人一定不在少數。和前述的肉食一例不同，當肚子塡飽時，縱使吃了甜食，也不會立即消化掉，因此，想吃甜食時，只要在餐後吃，量就會減少許多，用這種餐後吃「附餐」的方式減少甜食的量，可以說是明智之舉。

再者，來考慮一下被當作「附餐」食用的水果，有何問題。

自古以來，吃水果有分「朝是金、晝是銀、夜是銅」，而人們都對這種說法信守不渝。這句話的意思是說，吃水果時，按照早上、白天、晚上等時間，其價

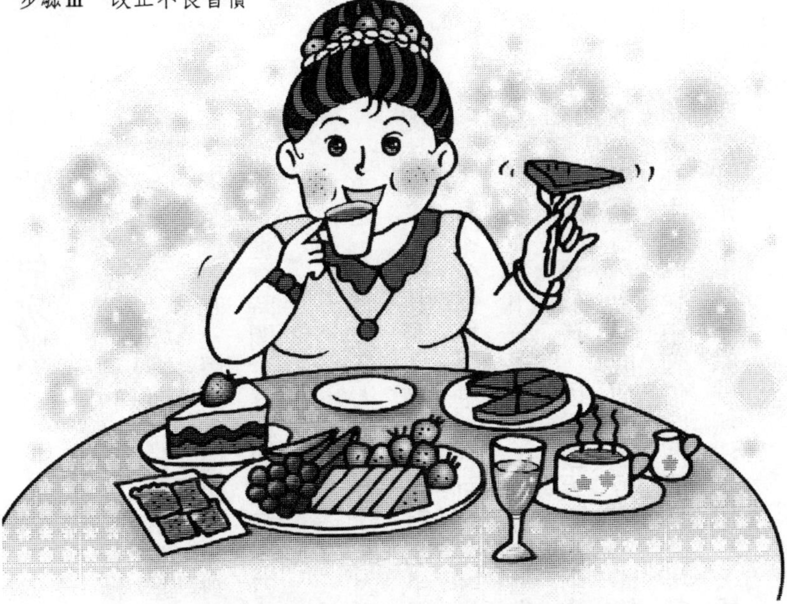

值有極大的不同。

也就是說，剛要開始活動的早上吃富於維生素的水果，是最理想不過的，其次是正在活動中的白天，效果也不錯，但是，晚上身體的一切活動都結束了，在即將就寢之前吃了水果，會成爲糖質而蓄積於體內。

再者，在歐美有一份報告說，人類的體內從晚上十點半左右開始，便將由食物中攝取的營養作爲脂肪蓄積起來，在這種時間內，蓄積脂肪的作業變得活潑起來。

如果考慮到這點，不僅是水果，只要是糖份、脂肪較多的食物，最遲也應在七、八點時吃掉，這樣對預防肥胖才是一大良策。

飲食的次數

每天吃飯的次數也已經成爲習慣。各位依據常識也認爲，一天在早上、中午、晚上分三次，好好地、有規律地進食，是個良好習慣。

有了一天吃三餐的習慣後，一到固定時刻便有飢餓的感覺，如果因爲某些事情而誤了進食時間，就會開始有無力感，工作也無法做下去，這樣的人應該不少吧。

不過，也有許多人由於各種原因而無法吃三餐的習慣。尤其是不吃早餐更是比比皆是。晚起習慣的人，沒有吃早餐的時間，所以無法養成吃早餐的習慣。

也有不少這種學生，然而，在這些學生中，似乎也有些人因爲經濟上非常拮据，縱使能省下一餐的錢，也會儘量省下來。

成爲上班族後，因爲白天的活動變得較爲激烈，所以，除非是晚歸到外面喝酒，而翌日早上變成宿醉，否則，即使在家睡得很晚才起床而沒有時間吃早餐，也會在上班的途中匆忙吃個簡單的早餐，相信許多人都有這樣的趕上班的經驗。因爲認定了「肚子餓就無法工作」，所以，從不吃早餐的人並不多。

然而，由於職業上的關係，每天都要加班的人，或是職業的運動選手們，其中有些人是保持一天二餐的習慣，有一天只吃一餐卻吃得很多，非常極端的人。不過，一天只吃一餐或二餐的人當中，也有不少是非常肥胖的人。

以下是有關這點的研究報告。如果將相同熱量的飲食攝取量，分爲一餐、二餐、三餐等三個組群，觀察一星期，結果顯示：一天吃一餐，且保持習慣的組群，體重增加最多，其次是吃二餐的組群，至於吃三餐的組群，體重增加最少。

也就是說，一天進食的次數愈少的人，愈容易發胖。一天只吃一餐的人，每次進食時，幾乎是處於飢餓的狀況下，所以食物的吸收率也幾乎是一〇〇％。而且，在無法「剎車」的狀態下，食物的攝取量當然也較多。

從這樣的結果來考慮，一天吃三餐的方法，是讓肚子保有適度的飢餓感，也能控制飲食量，而在心情上，能從從容容地進食，可以說是十分理想的方法。

不過，以許多家庭的習慣而言，晚餐通常是家人能碰面聚在一起的唯一機會，所以晚餐的飲食內容有最豐富的傾向。晚上不需工作，只要休息就寢，所以本來應是早餐、中餐的飲食內容比較豐富，而晚上不要吃含有太高熱量的食物，才是明智之舉。

希望各位都能瞭解，能減少晚餐的熱量。一家大小能歡聚一堂，即使不吃豪華而奢侈的食物，也是人生的一大幸福。

衝動性的進食、覺得無聊而進食的習慣

「衝動性的進食」也會成爲一種習慣。憤怒、慾求不滿、寂寞等情緒變得很高昂時，在一再動輒吃東西的狀態下，形成一種習慣，也重複著惡性循環。

具有衝動性進食傾向的人，如果有室友同住，會覺得很不好意思，比較不敢吃太多東西，如果是一個人獨居，則會變得吃得更兇，食量大增。因爲吃東西時並看不見他的臉，所以很難控制食量。

衝動性進食並非能享受食物的味道，只不過是反射性地將食物送入口中，塡滿肚子而已。因此，這並非爲了滿足食慾，而是滿足心理飢渴的一種行爲。

總而言之，有衝動性進食傾向的人，如前所述，大體而言，以缺乏飲食行動以外的行動力者居多，而以語言表達自己感情、願望及意志的能力也較差。

覺得無聊時，吃東西也會變成一種習慣。「覺得無聊而吃東西」雖不像「衝動性進食」那樣，有著心理飢渴的因素，但是，在吃東西找不到自己可以做的事

，這點倒是無庸置疑的，所以，還是有必要培養飲食行動以外的行動力。

惜物症

這種病症多半發生在負責一家三餐的家庭主婦身上，由於覺得留下剩菜、剩飯十分可惜的觀念，所以吃飯時一定都吃完，不留下東西。而且，連家人剩下沒吃完的東西也覺得太可惜了，全都把它們吃完。

結果，經常都飲食過量。這便是一般俗稱的「惜物症」，而這種病症，也是在生長過程中所培養出的習慣。

在糧食情況惡劣的時代生長的人，以及在經濟富裕的家庭生長的人，都會養成惜物的習慣，除此之外，還有從小沒將東西吃完，剩下一點就會被父母嚴厲斥責的人，被教育成別人請客時一定要將菜吃光光，否則就會沒有禮貌，結果，有些人就養成了這種病態的習慣。

的確，當請人吃飯時，如果客人將菜全部吃光光，我們會覺得很高興，氣氛十分融洽。但是，像現代這樣物質豐富、不虞缺乏飲食的時代，這種病症，會直接和肥胖發生關聯，所以必須改正。

2 運動習慣

在步驟2中，已經詳述最佳的運動便是步行，包括步行在內，運動、活動身體也是在一個人的生長過程中養成的習慣。不喜歡活動身體，慵懶，對正在施行的減肥對策會產生極大的阻礙，相信各位已經很清楚了。

如果父母非常不喜歡活動身體，子女似乎也必然很不喜歡活動身體，相反地，父母很喜歡運動，不斷慢跑等各種運動，子女當然也會受到影響，養成運動的良好習慣。無論做任何運動也無法進步的人，也會逃避運動，從此放棄。但若是作步行運動，應該是毫無外力的抵抗，能輕鬆地完成。

總之，運動也是一種習慣，所以當醫生開始患者步行以外的運動處方時，會正確地掌握到一點，那就是患者是否有天生的運動習慣，或是有任何喜歡及討厭的運動，然後再選擇患者所能作的運動，並且必須仔細地設定每個人的運動量，否則便無法獲得良好的效果。對於那些慵懶的人、不喜歡運動的人，連想要讓他們長久持續力行步行的習慣，也不是容易的事。

對健康有利的習慣及不利的習慣

我們來檢查不良習慣的比例。其中有①～⑳的問題，從三個答案中選擇其中一個，用鉛筆畫○。20 個問題做完之後，請用線將他們連接起來。用線連接起來的形狀面積若愈窄愈靠近內側，便表示不良習慣的比例愈低。相反地，面積愈大則表示不良習慣的比例愈高。

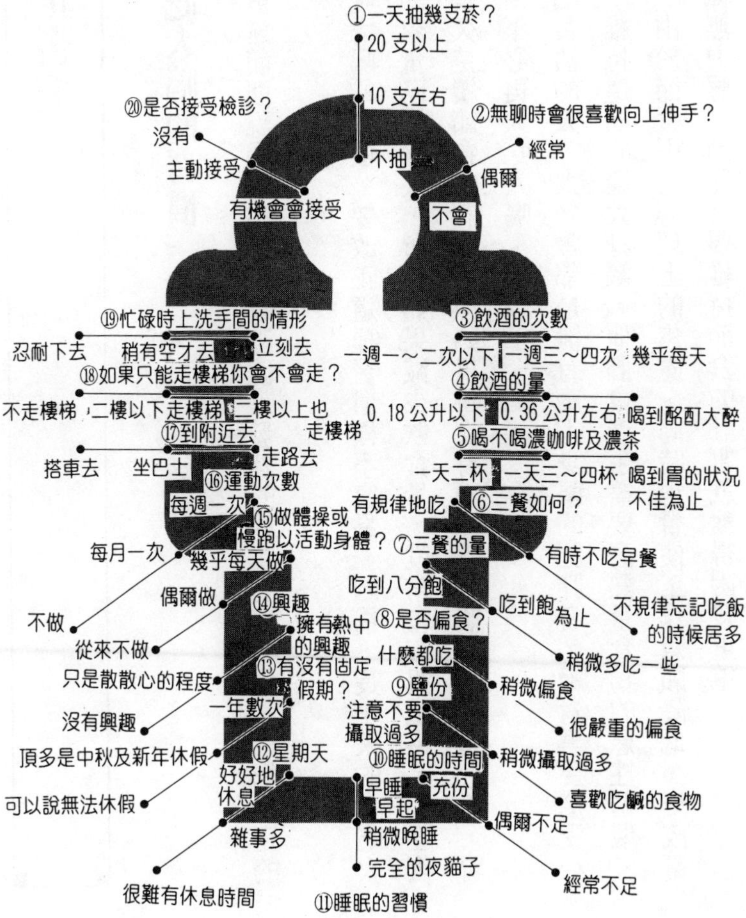
①一天抽幾支菸？
20 支以上
10 支左右
不抽
②無聊時會很喜歡向上伸手？
經常
偶爾
不會
③飲酒的次數
一週一～二次以下
一週三～四次
幾乎每天
④飲酒的量
0.18 公升以下
0.36 公升左右
喝到酩酊大醉
⑤喝不喝濃咖啡及濃茶
一天二杯
一天三～四杯
喝到胃的狀況不佳為止
⑥三餐如何？
有規律地吃
有時不吃早餐
不規律忘記吃飯的時候居多
⑦三餐的量
吃到八分飽
吃到飽為止
稍微多吃一些
⑧是否偏食？
什麼都吃
稍微偏食
很嚴重的偏食
⑨鹽份
注意不要攝取過多
稍微攝取過多
喜歡吃鹹的食物
⑩睡眠的時間
充份
偶爾不足
經常不足
⑪睡眠的習慣
早睡早起
稍微晚睡
完全的夜貓子
⑫星期天
好好地休息
雜事多
很難有休息時間
⑬有沒有固定假期？
一年數次
頂多是中秋及新年休假
可以說無法休假
⑭興趣
擁有熱中的興趣
只是散散心的程度
沒有興趣
⑮做體操或慢跑以活動身體？
幾乎每天做
偶爾做
從來不做
⑯運動次數
每週一次
每月一次
不做
⑰到附近去
走路去
坐巴士
搭車去
⑱如果只能走樓梯你會不會走？
二樓以上也走樓梯
二樓以下走樓梯
不走樓梯
⑲忙碌時上洗手間的情形
立刻去
稍有空才去
忍耐下去
⑳是否接受檢診？
主動接受
有機會會接受
沒有

3 改正習慣

改正大吃大喝的習慣

在此再次重述前面說過的話，以改正使人發胖的飲食習慣爲主，介紹改正的方法。

首先是大吃大喝的習慣，要改正這種習慣極不容易。因爲，長年來的大吃大喝習慣，胃袋的容量已經增大，所以如果減少飲食量，就常會有飢餓感，心理焦慮起來，無法長久持續節食的計畫，但如果每次持續實行一個月的節食計劃，胃袋會開始縮小，不必再大吃大喝了。

有大吃大喝習慣的人，大多數都是擁有龐大身軀的肥胖者，絕對需要接受治療，所以，爲了維持這樣的龐大身軀，他們會產生需要高熱量食物的惡性循環。假使繼續節食，由於節食引起心理上的焦慮，同時也會使工作意願降低，變成毫無氣力，有一種無力感，因此，要維持節食的計劃就變得困難重重。

總之，想獨自一人和肥胖作戰，持續節食計劃並非易事，需要家人的協助才行，尤其需要一家中的主婦、母親的協助。因爲大多數的家庭，都是由家庭主婦負責烹飪，調理一家大小的飲食，所以，雖然家人都能瞭解她們希望自己所愛的子女及丈夫吃高熱量食物的心意，但在這個時候，應該稍微狠心一點，努力調理低熱量的食物給子女及丈夫，這點非常重要。

如果一家人身材都屬肥胖時，減肥便作爲一家人共同的目標，所以，此時應由家庭主婦「身先士卒」，影響每個家人加入「減肥作戰」，大家並肩作戰，必定可以發揮莫大的力量。

再者，如果是學童及青春期的子女們有肥胖的煩惱時，母親們不全力以赴幫助他們減肥時，就不會產生良好的效果。

關於家人協助與否的問題，在美國有一份有關這方面的有趣報告。內容是說，夫婦都很深愛對方的例子中，如果夫或妻當中的一人肥胖，而另外一人不胖，那麼肥胖那一方的減肥作戰必定不會有太好的成果。這大概是因爲，夫妻兩人相處得很好，感情和睦融洽，會覺得對方的節食很令人心疼，於是，減肥的那一方便無法完成作戰計劃，達到恢復身材的目的。

但是，如果雙方都因肥胖而使減肥成為共同的目標時，相處和睦的夫婦成果必然良好。不過，這種情形下如果夫妻兩人都無意於減肥作戰時，還是無法獲得任何成果。

其次是相處並不那麼融洽的夫婦，夫妻中的一方如果肥胖，而另一方表現很冷淡，當肥胖的一方進行節食計劃時，必定會實施得十分嚴格，所以會產生一時性的效果，但被逼迫而減肥的那一方，似乎會因為受不了而在外面大吃大喝。

相處得非常不好的夫婦、關係變得非常冷淡的夫婦，大部份都會立即離婚，所以上述的例子並不多見，不過這是歐美國家的情形。

在台灣等東方國家，即使是關係已經非常惡劣的夫妻，也有許多一直忍耐數十年之久，保持夫妻關係的例子。

這些關係全然變得冷淡的夫婦們，即使是夫或妻的一方發胖了，也只是以冷漠而輕蔑地看著對方發胖下去而已，縱使想讓對方瘦下來，也會因為內心認為：「反正我對他（她）說，對方也不會聽勸的。」而就此完全死了心，這樣的例子也不少。因此，像這樣的夫妻關係，當我們請患者的配偶偶爾在肥胖作戰方面給予協助時，他們也裝作一副事不關己的模樣，冷漠地不作出回應，這樣的例子更是比比皆是。

改掉吃點心的習慣

現在，談到喜歡大吃大喝的人，必定會有吃點心的習慣，而要如何做才能改掉吃點心、零食的習慣呢？關於這點，家人的協助也是必要且不可或缺的。重要的是，不要將糖果餅乾、水果等食物放在家中。

再者，也不要將多餘又能立刻食用的食物放在冰箱中。如果真有那麼多吃不完的食物需貯藏起來，便將食物藏在冰箱的深處，在容易看到的前面放置蔬菜，假使不去購買簡易處理便能食用的食品類，改用一些處理起來較麻煩的食品，也是效果不錯的方法。

其次，購買食品時，如果是吃過飯後肚子飽飽的去買東西，對吃東西必定不太有興趣，而且買的東西都是買回來時才吃。但如果是空腹時去買東西，就會這個也想吃那個也想吃，結果便買了多餘的東西，各位大概都有這樣的經驗吧。

另外，建議大家要購買食品時，儘量走到較遠的商店去。步行的距離較長時，就不會想買很多的東西使負荷變重，而且，這樣做對飯後的胃部消化也大有助益。

似乎也有不少家庭主婦騎自行車外出購物。但騎自行車比步行輕鬆很多，並不能成爲一種運動，而且，如果只是騎自行車，下腹的脂肪並無法消除。

對食物好惡的改正

和肥胖有直接關係的，是甜食、高脂肪食物，一向吃很多這些食物的習慣，無論如何必須改掉。但是，根本不吃這些食物的人，也絕不能保證健康長壽。因此，只要不吃多即可。即使是患有糖尿病的人，如果完全不攝取醣類及脂肪，身體也會日益衰弱。

肥胖的人若是吃了太多的甜食及脂肪時，他們是否很頻繁地吃進根本就不必調理的休閒食品、水果？或是吃進了比較多料理法非常簡單的高脂肪食物呢？

在家庭主婦中，覺得烹飪很麻煩或完全不會烹飪的人，在家中烹飪時，她們所用的料理法幾乎是煮或炒。像烤肉、油炸雞肉、炒青菜等等，都是簡單的料理法即可完成。

不喜歡烹飪的人，通常只是吃些速食店的食物，或是買回來用微波爐加熱即

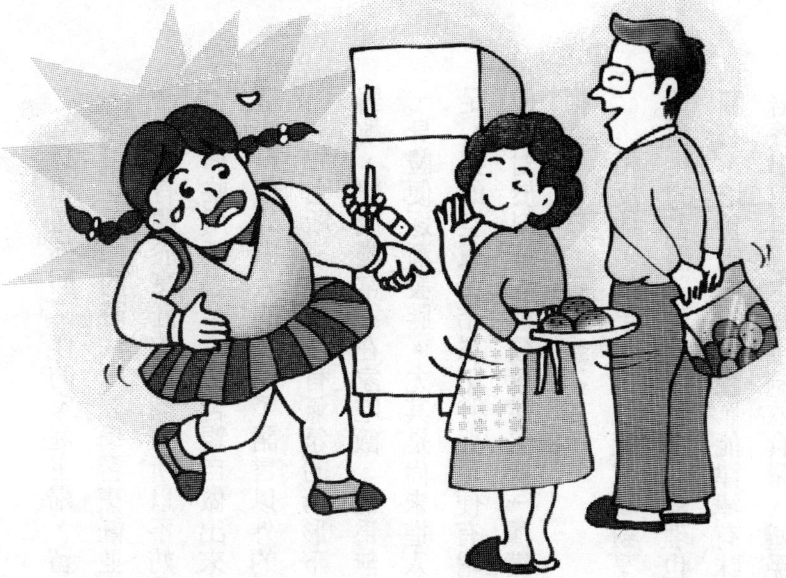

可食用的漢堡、咖哩、簡易料理等等，這些也都是高脂肪食物，不宜多吃。

還有最近非常便利也比較便宜的速食，也許孩子們吃得較多，如果一直吃這種烹飪過於簡單的料理，不但吃進了大量的高脂肪食物，使三餐飲食失去氣氛，令孩子覺得寂寞空虛，而且也會使孩子發胖。因此衷心希望，家庭主婦們應該好好地反省這點。

誠心誠意以愛做出來的料理，便是家庭料理，也就是一般所謂的「家常菜」。所以，家庭主婦還是應好好地學會烹飪，花一點時間親手調理一家的飲食。如果去上烹飪班做菜，必定也會教授各種食品的熱量、醣類、蛋白質、脂肪量等。

必須在外面工作的家庭主婦，留在外地工作的父親們，寄宿在外面的學生們，在現在這樣的時代，要學習烹飪並非難事。因爲，每天的電視、報紙及雜誌上必定都有關於烹飪的專欄，所以不妨善加利用。

那些用了心辛辛苦苦親自做出來的料理，很自然地便多了一份味道，成爲吃這些料理的家人間，除了語言以外的心靈溝通方式。

如上所述，在沒有氣氛的情形下吃著簡單料理的家人們，對飲食會逐漸失去興趣，變成經常不在家吃飯。因爲無可奈何，爲了塡飽肚子而默默地不斷吃東西，身體便逐漸發胖。尤其是尙未進入學童期的孩子們，會傾向於不斷地以吃來滿足心靈的空虛，結果肥胖兒童便有增無減，人數節節升高了。但到了青春期後，他們對於料理的種類永遠保持一種模式的母親，會產生批判性，或開始反抗進而拒食，這樣的孩子也不少。

相反地，如果是母親或父親對烹飪很有興趣，全家有共聚一堂津津有味地品嘗食物的習慣，而且所做出的料理也富於營養，那麼孩子們必定也會對料理有所關心，培養出好的味覺，能津津有味地品嘗食物，瞭解適當的飲食量，同時更能培養出用自己主動控制飲食量，避免產生過食情形的能力。因此，世界上烹飪料理的父母們，應親自率先做菜，養成津津有味地品嘗食物的飲食習慣。

年輕人更應注意的糖果、餅乾類

即使是非常喜歡吃含有脂肪的食物的人，隨著年齡的增長而開始不喜歡高脂肪食物，似乎不在少數。因此，相較於限制糖份，還是限制脂肪成分比較容易成功。但是，糖份這種東西，無論任何年齡，任何一個年齡層都有其愛好者。

在以前的時代，東方人普通都食用含有動物性蛋白質的魚類，當時並沒有用獸肉的習慣，而且是食用穀類、含碳水化合物的食物，也就是以醣類爲主的飲食生活。由於這個關係，人們消化穀類的能力雖較以往發達，但消化肉類的能力卻變得較差的狀態。換言之，據說肉食較多的西洋的腸管較短，相對地，據說東方人的腸管都很長。

因此，即使在現代，高齡者無論吃了多少醣類也不會有不消化的情形，而幾乎所有的，甚至覺得吃醣類就是他們人生所繫，於是養成攝取大量醣類的習慣。而且，儘管繼續攝取大量醣類，他們也都是很長壽，生活得相當愉快。

再者，在壯年期的人身上，也能看到同樣的傾向。不過，到了現代年輕人以後的年齡層，飲食生活習慣已變成以肉食爲主，不吃太多穀類的傾向，也已成爲主流。

然而，關於甜的糖果餅乾類，西洋式的糖果餅乾不但油膩而且又含有脂肪，但因爲受人歡迎，正逐漸增產而充斥整個市場，很喜歡食用堪稱「忠實擁護者」的年輕人也不少。

這種愛好，不僅會攝取過多的醣類，結果也會變成攝取過多的脂肪，如此一來，使人們過度肥胖，產生成人病，引導人們往縮短生命的方向走。這樣的情況，無疑是「自己掐住自己的脖子」。這種由文明帶來公害，愈文明公害愈多的現象，全世界都一樣。

明智的甜食食用法

當我們考慮了各年齡層都有很多甜食的愛好者，而社會上又充滿太多的誘惑時，便可瞭解減少甜食攝取量的作戰是多麼困難了。

因此，我現在便來說明並非完全不吃甜食，而是明智的甜食食用法。

首先，把甜食當作餐後的副餐來食用。正如前述，如果在餐後吃甜食就不會

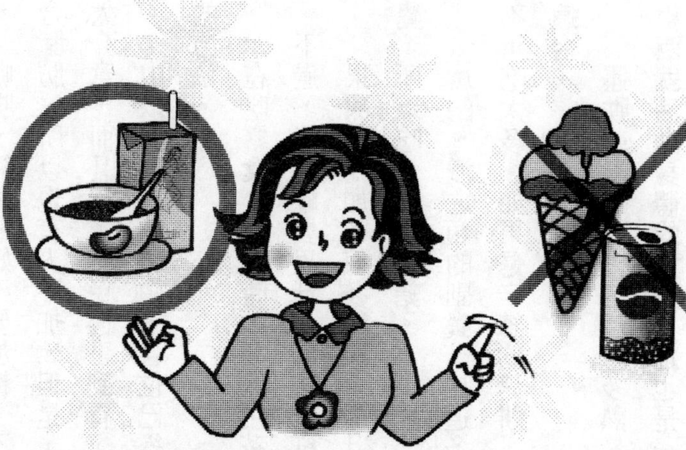

攝取過多，也不會一直吃下去。

其次，應食用脂肪含量較少的甜食。與其吃冰淇淋，還不如吃草莓冰、紅豆冰。與其吃凍糕（乳酸、蜜粉、蛋等做成的一種冰凍甜點），還不如吃紅豆湯、軟糖類。與其吃蛋糕類，還不如中式的糖果餅乾。

最近，含有脂肪的中式糖果餅乾在市面上也很容易買得到，但絕對要避免吃這些食品，與其如此，還不如吃以往的純台灣風味的糖果餅乾。與其喝可樂、果汁類，還不如喝運動飲料、烏龍茶、麥茶等飲料。與其吃巧克力，還不如吃麥牙糕及豆類製成的食品，建議各位不妨以別的食品代替高脂肪的食品。

咖啡、紅茶最好不要加糖，不妨另外加入奶精或檸檬。關於奶精，由於它富含脂肪，所以也有人不加。但是，如果加進咖啡內的只是少量的程度，沒有必要太介意，而且爲了避免傷害到胃，還是將奶精加入爲宜。

由以上所述的理由，各位已經瞭解到，晚上八點以後絕對不吃甜食是個明智的方法。

在吃零食、點心時，多飲用茶類等水份較多的飲料，也可以說是明智的方法。不過，甜的罐裝果汁、咖啡及紅茶同樣不能飲用過多。

果凍因爲加了很多洋菜，而且因爲洋菜在胃中會膨脹起來，使人有飽脹的感覺，所以吃一點也不錯。

烤餅、派之類的副餐，味道多半不是太甜，不過因爲它們都含有醣類，所以不可吃太多。如果是辛辣的烤餅，因爲很辣，所以不致吃得太多，有時反而比較適合。

運動或慢跑時會消耗許多熱量，不妨吃一些甜食。總之，平日便應養成吃了東西就活動身體的習慣，這也是一件非常好的事。

改善吃東西的速度

前面已經說過，肥胖的人吃東西的速度非常快，在家中吃三餐時，如果有一個人吃東西的速度，連在餐桌上交談的時間都沒有，會破壞掉一家團圓的氣氛。再者，由做菜人看來，看到這樣的人會覺得此人不是慢慢地品嘗，只是匆忙地將食物放進嘴裡，所以對此人的印象一定不好，納悶著為何對方對品嘗自己精心做出的料理毫無興趣，是不是非常難以下嚥？因此，吃得快違反了餐桌上的禮儀。由這點來考慮，還是有必要改掉吃得太快的習慣。

以前的父母在教育子女時，會向子女說：「吃飯時應安靜、默默地，全部都要吃完，絕不可吃得太慢。」在這樣的教育方式下，無論如何，子女的飲食速度一定會變得很快。

各位或許有這樣的經驗：當一面談話一面吃飯時，會覺得氣氛非常愉快，而一面談話或說說笑笑，這樣一直繼續下去，將空氣吸進去的情形便增加，胃中的空氣會儲存起來，會很快感覺飽脹，不能吃太多東西。尤其是緊張時，吸進去的空氣會更多。因此，如果是一面談話一面吃飯就不能吃得很多。

相反地，如果默默地繼續吃著東西，空氣就不會進入胃中，只是吃進食物，所以食量也較大了。

假使想改掉吃得太快的習慣，便利用以下所敘述的方法。

將食物放進嘴裡之後，就將筷子及食器放在餐桌上，然後仔細地咀嚼，再嚥下去。食物完全吞嚥下去後，再拿起筷子及食品將食物放進嘴裡，重複同樣的動作，一直持續到吃完爲止。

吃西餐時，每次都一再地重複將刀和叉放在桌上的動作，等到將食物嚥下去後，再拿起來吃，慢慢地咀嚼，這樣才能品嘗食物的美味。

改正惜物症

五、六十歲以上的人，受到小時候飲食習慣的影響，因爲適遇戰爭時代，所以也有前述的「惜物症」，對任何食物都非常珍惜，每次都將端出來的食物吃得一點不剩。在外面和人一起吃飯時，也是習慣性地將全部的食物都吃完。

如果餐桌上擺的是高熱量食物，希望大家會忍耐著不將食物吃光，而在內心衷心希望對方能體察自己的苦衷，在心中向對方致上深深歉意，停止進食。

吃整套的餐飲、料理時，就不容易「剎車」，幸好，最近「速食」的販賣方式比較多，大家也已接受這種飲食方式。因此，人們也能選擇低熱量的食物來吃，更容易隨時「剎車」，控制自己的食量。有些飯店對整套餐飲、料理的客人，有讓客人打包帶回的服務，所以如果到飯店的餐廳用餐有剩下的東西，建議各位不妨帶回家慢慢享用，不要勉強一次吃完。

想要改掉家庭主婦特有的「惜物症」，首先應從尚未做菜前絕不要多準備材料這點開始。假始要預先做好第二天早上的份，那也無妨，不過，絕不要將多餘的份量擺到餐桌上，這點非常重要。

有不少家庭主婦們，從白天到晚上都是獨自一人，這種時候，大多數的媽媽會將剩下的菜吃光。在這種情形中，如果平日就有細嚼慢嚥、品嘗食物的習慣，或是和家人中的某一人、朋友一起吃飯，已養成這種進食習慣的人，就會覺得獨自一人吃飯沒有樂趣，結果多半都變成三餐吃得很簡單。

平日就被孤獨所折磨，一直覺得寂寞的人，即使獨自一人吃飯時，也會爲了排遣寂寞，以致和「衝動性進食」一樣，過食的傾向似乎很強。

「惜物症」的根底，隱藏了孤獨感、慾求不滿等因素，通常因這些因素而導致病症的可能性極大。因此，要改掉「惜物症」應先從滿足自己的心理開始。

改正休假日的安排法

休假日你是如何安排的呢？大多數的人，因爲疲勞幾乎從前一天晚上睡起，一直睡到休假日的中午，而起來後也是留在家裡無所事事，整個休假日都只是在「吃」中度過。這些人，正是前述的患有「休假日過食症候群」的患者。

這群人，多半都有憂鬱的症狀，也就是在休假日中睡得太多、吃得太多，而星期日的晚上便很難入眠，在不能好好睡覺的情形下，便迎接星期一的來臨。

而起床後的狀況也不是很好，心情也不佳，也沒有食慾，在這樣的情形下便去上班。可以預見的是，這些人一整天都在狀況不佳的情形下，好不容易地結束一天的工作，但也很容易引發各種狀況。這種狀況便是憂鬱症，而這種狀況非常類似宿醉的狀況。

也有些人，一到休假日只是無所事事地喝酒度日，不過，這不能說是一種良好習慣。

如果只是像這樣度過休假日，一星期的生活節奏、步調，便會因爲星期六、

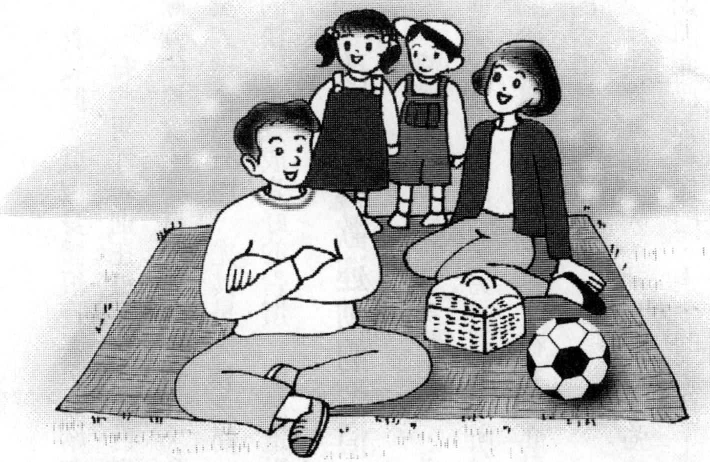

日而完全破壞殆盡，想要恢復原來的節奏，則約需要二天的時間。爲了改正這種陋習，在休假日的前一晚可以比平日多睡一小時左右，而起床後便先從活動身體開始。例如：夫妻一起去散步，和孩子一起運動，或是遵從「總指揮」——太太的指示，幫忙做家事等等。

星期日也是修理東西、整理家庭環境的大好機會。活動身體不僅有利於太太及孩子，事實上這樣做也是爲維持自己的健康，所以，不要認爲：「連休假都逼我做事，真辛苦。」而滿臉不高興，應積極去做。

活動身體的話，在固定的時間肚子會有飢餓感，能好好地享用三餐的飲食，到了就寢時，就會身體很疲累，開始有睡意，所以能熟睡，往往一覺到天明。

有些男性，則在每週的休假日到高爾夫球場報到，但如果這麼做就沒有一家團圓的機會。獨自一人享樂的人，會造成老婆家人冷淡以待的原因，所以爲了和家人融合爲一體，尤其是夫妻之間，休假日應儘可能地在一起，共同分享生活中的快樂，養成良好的習慣。關於這點，我們應該倣效歐美人的做法。

改正不喜歡運動的習慣

慵懶而不喜歡活動身體的人，必定不太可能長壽。而即使做運動也無法有所進步的人，步行則又另當別論，所以只要我們想要長生不老，就應儘可能步行。關於建議各位步行這點，在步驟Ⅱ已經說明過，在此便省略。總之，不喜歡運動的習慣應儘速改掉。

生性慵懶的人，其實都有很強的依賴心，想要依賴別人的心是很明顯，但誠如前面已強調過的，人生的主角——「司機」是每個人自己本身。而且，人生只能往前不斷邁進，爲了完成自己想做的事情，必需由自己付諸行動。在此請銘記一點：行動是從步行開始的。

步驟Ⅳ　嚴格的減肥作戰

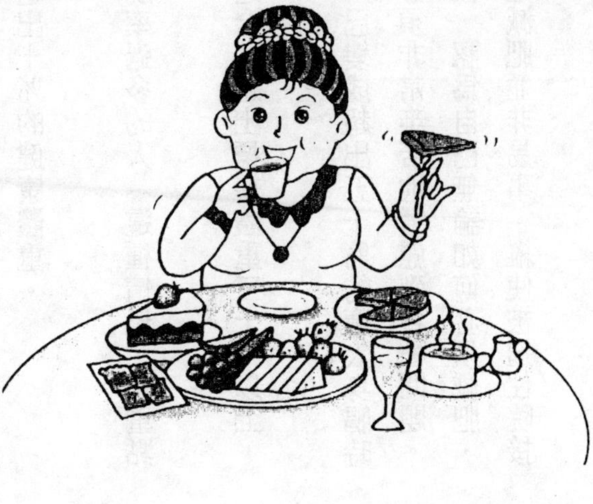

致體重超出標準體重三十%以上的人

到此為止，從步驟Ⅰ～Ⅲ已敘述了有關減肥作戰的一切。如果能切實實行步驟Ⅲ，那麼下列特定人士的目的應可充分達成。

⑴為了預防成人病而維持健康（基於長壽的目的）。

⑵比標準體重超出二十%的人，為了恢復超出十%的健康體重。

⑶為了嗜好而想減肥的人。

⑷即使體重維持在健康體重以內，但體脂肪率過多的人（這種情形，請重點性地勵行步驟Ⅱ的運動）。

現在，就要進入最後的步驟Ⅳ，而此步驟適合於超出標準體重三十%以上，從醫學的觀點來看無論如何需減肥的人。

姑且不論體重超出標準體重三十%的肥胖，已變成超出五十%的龐大身軀時，想要善後可以說是困難重重，減肥計劃時也必須非常辛苦地考慮到各種問題。

首先最重要的是，應賦予減肥者減肥的動機，認為自己無論如何必須減肥，並培養堅定的意志，否則，想要自動而有耐性地減肥並非易事。縱使被迫住院接

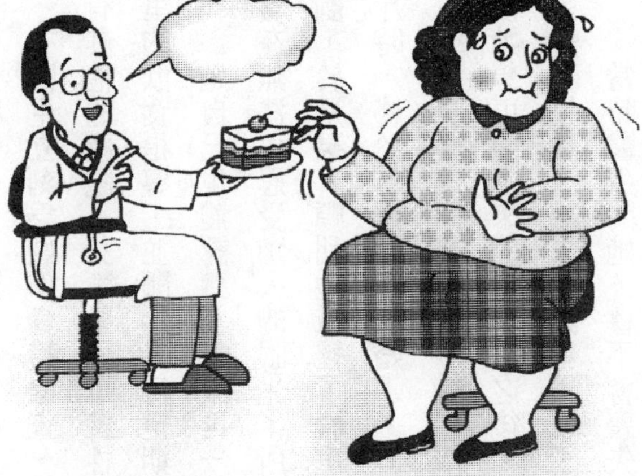

受強制性的減肥，回家後也會由於反抗性的過食，立刻恢復原來的體重。

因此，賦予這些人減肥的動機，可以說是減肥作戰的關鍵。

求婚讓C小姐改變了想法

C小姐第一次到醫院求診，是在二十八歲時。

她是一家自營飲食店的女小開，全家人都在店裡幫忙，那是一個每天都能吃到好吃飯菜的環境。

她至今仍小姑獨處，由於每天能吃到許多美食，而且店裡的工作非常忙碌，所以很少有機會到外面遊玩，因此體重便直線上升，增加了不少。在醫院測量的結果，她有一五三公分的身高，卻有八十公斤的體重，也就是說，她的體重已超過標準體重的六八%。她自己本身也有瘦下來的意願，所以到醫院求診。

醫生立刻爲她作身體檢查、內臟檢查、血液檢查，結果除了肥胖之外，並沒有其他的問題，診斷是「單純性肥胖」。給她一份一天一二〇〇～一四〇〇卡路里的飲食指導，並開始進行定期面談、諮詢的治療。

她自己也體認到，如果再一直胖下去，就不會有人來提親，身體臃腫笨重，實在無法再忍受別人的眼光，所以無論如何希望能瘦下來。她拚命地力行減肥計劃，於是果真順利地減輕了體重。經過三個月，已經減輕十二公斤變成六十八公斤時，終於有人向她求婚了。

由男性的眼光來看，她已成爲一個吸引人的女性。由於這件事，更進一步促使她想再瘦下來的意願。之後，她和向她求婚的男士交往了幾個月，但無論如何就是不投緣，結果兩人就不了了之，不再提起結婚的事。

當時醫生問她，會不會喪失減肥的信心，非常擔心她就此放棄，但沒想到她仍然非常熱衷於減肥，一直持續原有的計劃。過了約六個月，已經變成五十六公斤，也就是前後一共減輕了二十四公斤。

在這段期間內，她一直持續來和醫生面談，在婚事告吹之後，她也比較能釋懷，對於自己身爲一個女性，能成爲男性的戀愛對象的自信，成爲她減肥的動機，更堅定了她的意志。

後來，因爲暫時達到某個目標，所以畢業後就一直未曾連絡，可以說音訊全無。但十年後，她因爲身體狀況不佳，再度到醫院。令人無法置信的是，她的體重在十年後的今天仍然維持五十七公斤。她後來一直努力於維持減肥後的體重，使人非常感動於她的毅力。

她的日常生活仍一如往昔，還是在家中的飲食店幫忙，不過她比減肥前更常去散步，也開始打網球及高爾夫球，而且已經養成比以往更活潑、更常活動身體的生活習慣。有目的減肥，只要具有堅定的意志力及行動力，便可像她一樣有耐性地減肥。

因為死亡的恐懼而減肥

D女士是一位五十六歲的家庭主婦，和丈夫一起在家中經營事業，每天都過著幫忙家中工作的生活。兒子已經獨立離開了家庭，到外面闖蕩。D女士的嗜好是吃各種食物，她特別喜歡水果，從她鄉下的娘家，每年都會運送九次各種水果到家中來，數量極多。在她的家中，經常都有豐富的水果及餅乾糖果，因此，D女士在近二十年來，體重已經超過八十公斤。因爲她的身高僅有一五〇公分，所以，體重已經超出標準體重的七八％。

當初，她是因爲高血壓而到醫院接受治療。關於高血壓的問題，醫生暫且給她藥物及指導減鹽食物，開始進行治療，但她的肥胖是一個大問題，所以醫生告訴她無論如何必須減肥，也請營養師爲她作飲食指導。

然而她說：「吃東西是我最大的嗜好。我一點都不覺得身體狀況有何不佳，爲何非減肥不可？不能吃，人生不是太無趣了？」她一直有此想法，所以並沒有減肥的意願。

有一次，她突然感到呼吸困難，由救護車緊急送到醫院。因爲她每天都以過於笨重的體重在勞動，所以心臟終於承受不住沈重的勞動，而心臟的輸送力量隨之衰竭，也就是患了所謂心臟衰竭的狀態，肺部也有積水，以致感到呼吸困難，非常痛苦。有時她甚至痛苦得想要一死了之，真是痛不欲生，幸好她的心臟衰竭毛病立刻復元了。

醫生勸她說：「妳就是因為太胖了，所以心臟才衰弱不勝負荷，這樣下去一定無法長壽，開始努力地減肥吧！」她終於被說服了，之後，只過了二個月便減輕了十公斤的體重，成果十分驚人。

但是，雖然已經減輕了十公斤，但她仍再度發生心臟衰弱的症狀，緊急入院治療。所幸很快地又復元了。她或許是想到「發生二次就會發生第三次」的諺語。她說：「醫生，我是非減輕不可了，我要再堅持下去，更加努力。」

這次，她真的主動地、積極地減肥了，二個月後，體重就變成六十公斤，後來減到五十五公斤後便一直維持這個體重。

她當然想長生不老，所以拼命地一直持續下去，經過十五年後的現在，血壓也已恢復正常，而在這段期間，併發的糖尿病，也受到良好的控制，每天都很有精神，生活過得生龍活虎一般。她已經確立了積極的態度，準備和病魔長期抗爭，而且也能毫不費力地繼續維持體重。

這位D女士的例子，是因為她患了大病而真正感到死亡的恐怖，所以為了不再舊疾復發，危及生命，也為了長生不老，才第一次有了減肥的動機。

從以上的兩個例子，各位應能瞭解到減肥的動機是何等重要了。

減肥的動機

×能讓人瘦下來（好像別人的事似地被動）。
↓
△不瘦的話就無法得到幸福（義務感）。
↓
○為了幸福、長壽的人生而減肥（有意願、主動的）。
↓
↓
開始

步驟Ⅳ是必須減輕二十公斤以上體重的人，開始減肥時所使用的方法，所以那是必須很有耐性，意志堅定且不慌不忙地實行下去，做來非常辛苦。因此，如果因爲醫師命令才被動地去做，這種態度根本無法堅持到底，很快就會破壞整個計劃，實行不下去。

即使是醫師威脅說：「這樣下去，你恐怕無法長壽。」被強迫、被動地入院接受治療，在莫可奈何的情形下開始減肥，出院後也是立刻恢復原來的體重。所以，減肥並非暫時性的減輕體重，而是必須繼續維持體重。

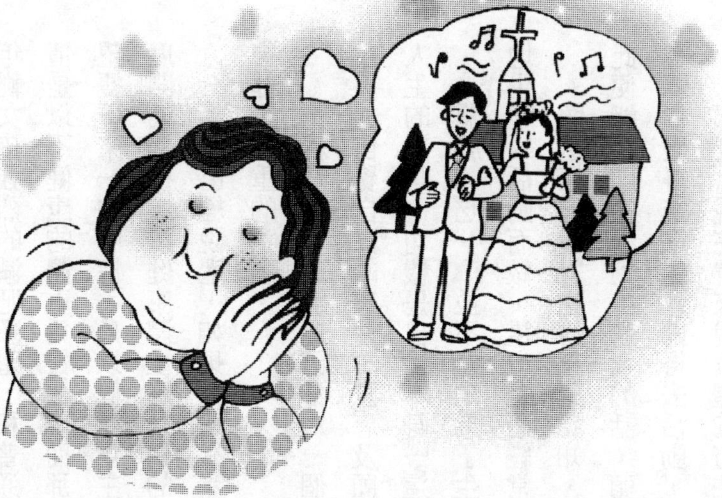

基於此課題，必須讓自己有一種自覺，認爲肥胖的自己一定無法長壽，會很快就罹患成人病，既找不到情人，也無法順利地結婚，擁有美滿的婚姻，所以非減肥不可。但是，吃是一件很快樂的事，也沒有任何自覺症狀，所以，如果沒有「非減肥不可」的義務感，在中途多半會覺得做起來痛苦不堪。

總之，應由這種「非減肥不可」的心情進一步地發展爲自動自發的意願：「我要瘦到能擁有幸福而長壽的身體，也就是擁有健康體重。我再也不要胖成這樣，所以，我一定要開始實施減肥計劃！」

在此必須聲明，前面已經再三說過，

年輕女孩強烈的減肥願望，和普通必須減肥的情形完全不同。他們想更苗條的心情是以不健康的體重爲目標，而那是一種錯誤的減肥動機。而我在此所說的「希望瘦下來」的心情，是以健康爲主，能開朗地、快樂地活動，而且，是由某種程度開始累積，以健康體重爲目標的願望，也就是一種自動自發的意願。

上面已經說過，如果精通了步驟Ⅰ～步驟Ⅲ，便能得到減肥的動機，具有恢復健康體重的意願。

也就是說，瞭解自己身爲一個人的特性，並且設定人生的目標。經常都由自己善加自覺自己的感情、意志及願望，每天都持續目標行動。同時，經常都將「人生的主角、司機是自己本身」這點銘記於心而行動。

關於「吃」，並不僅是爲了生存而做，而是爲了自己每天都健康、強勁有力地生存、活動而做，這也是憑經常培養的認知。

像這樣培養對吃的正確認知，而實際上則應力行富於行動力的生活方式，如此便能立即領悟到：過食的話，頭腦及身體的活動會變得遲鈍，一旦身體過胖，身軀會變得笨重，會懶得去活動，結果過食的習慣就更無法改正了。

那麼，現在就來說具體的方法。

記錄飲食日記

首先，如果沒有確認自己每天飲食所攝取的熱量，便無法訂定減肥的具體目標。

爲此，將自己從早上起床到晚上就寢前，所吃進嘴裡的食物全部寫出來，用這種方法效果較佳。除了三餐之外，我們很容易忘掉何時將何種食物放進嘴裡，所以必須立刻記下來。

在日記簿上，將當天所發生的事、任何想法、心境的變化等等，加上和所吃的食物都一併記下來，而在什麼樣的心情下吃得太多，或不能吃東西等等，也都加以確認。同時，能知道什麼東西是爲了交際應酬而吃，因爲無聊又吃了什麼東西，什麼東西雖然不想吃，但仍吃了太多。

像這樣去瞭解自己飲食習慣的特徵，以及那一部份的食物比較容易減量，便可擬定具體的節食作戰計劃。如果給醫生或營養師看這份日記，他們便能配合每個人個別的特性，去指導正確的飲食內容。

即使是開始減肥後，也要儘可能持續寫日記的習慣，如果追加節食的內容及體重的記錄，便能確認減肥的成果是否達到了目標，將可成爲一項激勵。

好好地吃三餐

如前所述，一天吃一餐或二餐的人，比吃三餐的人更容易增加體重，所以，即使是減少一天全部的熱量，還是有必要培養一天吃三餐的習慣。

再者，晚上八點以後不吃東西也很重要，另外，早上、白天活動的分配量應較多，而將晚上的活動量減少，這也是一個好方法。

考慮所消耗的熱量

減肥時，不可以因爲希望儘早瘦下來而絕食，只喝水度日。因爲，即使肥胖也是每天需要活動，所以，還是應補充所消耗的熱量至某種程度，否則，就一定無法活動。再者，如果感到極度的飢餓，心理會覺得非常焦慮，發生恍恍惚惚的現象，說不定變成無法好好地工作的狀態。

假使此時沒有補給維生素及蛋白質，身體的機能也會發生變化，每況愈下，因此，儘管正在減肥，每天的三餐還是好好地吃爲宜。

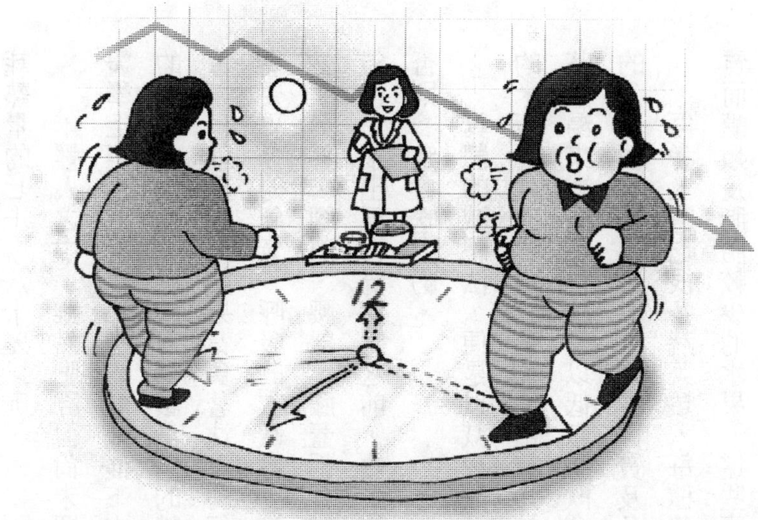

我們一天所消耗的熱量，依照年齡層及活動狀況會有所不同，所以各位也必須瞭解自己一天需消耗大約多少的熱量。

醫生或營養詢問時，應將自己日常的活動內容全部報告出來，讓他們替你概算每天所消耗的熱量。如果自己也能做那就更方便了。

現在將運動時熱量的消耗量做成一張表，請參考它試著計算。

爲了進一步防止肥胖，只要攝取每天所耗的那一份熱量即可，也就是所攝取的熱量固定，但因爲是要減肥，所以當然必須繼續攝取比固定熱量更少的熱量才行，慢慢減少熱量的攝取。

總之，減肥時必須攝取平日一天所消

耗熱量的七十～八十%以下。

年輕人之中，雖然肥胖但尚未罹患成人病的人，也就是單純性肥胖的人，在醫學上雖沒有必要那麼急劇地瘦下來，但是，仍然有必要每個月減輕二～三公斤的體重。因爲，肥胖本身讓身體的臟器背負了超度的負荷，使各臟器的工作量加重。也就是說，如果背負著沈重的行李走路，心臟便需承受多餘的負擔，因此，需要更多的氧氣，呼吸的次數會立刻增加，再者，有時甚至有窒息之虞。

另外，腳部、腰部、膝蓋都會經常承受過重負擔，容易發生病症。總之，必須在尚未出現自覺症狀之前，儘量減少一些沈重的負荷，也就是必須減輕體重，否則一定會吃大虧。

具體的減肥法，便是以減少醣類及脂肪爲重點。如果三餐都吃下裝在大碗裡的米飯，就改爲每一餐都使用普通的小碗。如果還是有飢餓感，那就以水、茶及蔬菜湯來補充，也就是以低脂肪飲食來代替不足的飯量。假使每天都必須吃肉類的人，便增加肉類以外的蛋白質及魚類，瘦肉每週大約吃二天。

再者，應吃很多蔬菜類，每種蔬菜都應吃。如果喜歡吃水果，也應吃高蛋白質而醣類及脂肪較少的水果。這些事項，想必各位都應知道吧。

附加運動的熱量消耗量（20~29 歲男女的概算值）（單位：kcal／時）

日常生活活動及運動的種類	附加運動 1 小時所消耗的熱量			
	男		女	
	體重 60kg	體重 70kg	體重 50kg	體重 60kg
慢慢地步行（購物、散步）	90	105	70	90
家庭菜園除草活動	120	140	100	120
普通步行（通勤、購物）	130	150	100	120
騎自行車（普通的速度）	160	180	130	150
快步地走（通勤、購物）	210	250	170	210
上下樓梯	280	320	220	270
槌球	120	140	100	120
排球（九人制）	130	150	100	120
民族舞蹈	130	150	100	120
保齡球	150	180	120	150
壘球	150	180	120	150
棒球	160	190	130	160
拳擊	180	210	150	180
高爾夫球（平地）	180	210	150	180
跳舞（輕鬆）	180	210	150	180
（活潑）	300	350	240	290
騎自行車（時速 10km）	200	240	170	200
收音機、電視體操	210	250	170	210
有氧舞蹈	240	280	200	230
郊遊（平地）	180	210	150	180
乒乓球	300	350	240	290
高爾夫球（丘陵）	300	350	240	290
划船、獨木舟	300	350	240	290
網球	360	420	290	350
滑雪（滑降）	360	420	290	350
（越野）	540	630	440	530
水上滑水摩托車	360	420	290	350
排球	360	420	290	350
羽毛球	360	420	290	350
慢跑（120m/分）	360	420	290	350
登山	360	420	290	350
柔道、劍道	360	420	290	350
足球、橄欖球	420	490	340	410
溜冰（冰刀、輪子）	420	490	340	410
游泳　長距離游泳	480	560	390	470
仰式　輕鬆游 500m	480	560	390	470
蛙式	600	700	490	590
自由式	1,200	1,400	980	1,170
跳繩（60~70 次／分）	480	560	390	470
慢跑（160m／分）	510	600	420	500
肌力鍛鍊（平均）	580	670	470	560
跑步（200m／分）	720	840	590	700

（註）在此所表示的附加運動的熱量消耗，因爲並不包含安靜時候的代謝量，所以，可以將它視爲純粹由於運動所消耗的熱量。

請醫生或營養師替你計算一天所消耗的熱量，他們將會告訴你，即使是低熱量也能吃得津津有味的料理。最近，也有專門製作低熱量的美食公司，只要根據菜單點菜，他們就會送到每個家庭，這種到府服務的方式，非常受人歡迎。至於那些料理的製作方法，在一些婦女雜誌或報紙幾乎每天都有介紹，所以，不妨以學習的心去試作看看。

危險的想法——不需努力也能瘦下來

不過，關於減肥法，有時在雜誌及電視上會介紹一些極端的方法，也會出現可以立即減輕體重的食物、茶類。但這些減肥法，幾乎都沒有經由醫師研究過。因此，其效果無法予以置評，那些在媒體上出現的減肥食品，只令人覺得都不是確實可靠的方法。

曾經，有人服用了減肥藥卻不幸喪命，分析那些藥物的成分，結果發現都含有甲狀腺刺激劑，使服用者的新陳代謝更加旺盛，而迅速地提高服用者所消耗的熱量，而使人陷入急劇消瘦的狀態，有時甚至可能因此而心臟衰竭，危及生命，這些都是值得借鏡的例子。

「不需努力也能瘦下來」是懶惰者才有的想法，各位千萬不要有這樣的想法。正是有這樣想法的人，才會被那些不太可靠的減肥法矇騙了。

無論如何非急劇減肥不可的人

像上述D女士的例子那樣有生命危險，也就是患有心臟病、高血壓、糖尿病的人，或是已經過了中年，肥胖已超過標準體重五十％的人，必須急劇地減輕體重至某種程度才行。

在這些情形下，便需限制日常的活動，也要請他們住院治療，實行一天一〇〇〇卡路里以下的減肥法，並實踐一定期間的方法，再者，也有人使用美國所開發，可以急劇減肥的食品**OPTIFAST**，這些減肥食品，含有維生素類、礦物質類、蛋白質，一袋有八十四卡路里，一天吃五次，而其他便以水份來補充。吃了五袋，一天便僅有四二〇卡的熱量，所以可以說是非常急劇的減肥法，只要持續使用此方法，一週便可減輕四～五公斤。

體重超過標準體重一〇〇％（身高一六〇公分，體重一一九公斤）的美籍女士，以及同樣體重超過標準體重八十％（身高一六四公分，體重八十八公斤）的美籍女士服用此方法，兩人很認真地使用一個月後，便發現已經減輕了二十公斤的體重，目前，兩人都爲了維持體重，偶爾一週內都只服用 OPTIFAST，以這種減肥法來調整他們的體重。

用這種食品來減肥時，一定要接受醫生的診斷，決定是否適用此方法。再者，開始服用後每週都要定期作血液、尿液的檢查，看看是否對身體機能有所影響，也就是必須一面檢查一面實行才行。

這些食品，也可以一天服用一、二次，再吃一、二餐普通的三餐的形式，維持一定的體重。

減肥後的體重如何維持

以自己的力量，主動地、辛苦地實行減肥法，並成功地減輕體重，感到減肥的喜悅的人，想要維持一定體重或許並不容易。因爲，這些人是自己具有減肥的動機，希望自己瘦下來，而被動地讓自己完成減肥計劃。

但是，這種被動的態度並不是在減肥之初便已牢固地確立。在減肥的過程中，當減輕體重至某程度時，身體會變得輕盈，體型也變得更加美觀，臉部則會變得結實，開始展現個人的魅力，心情也變得開朗了，因爲能確認上述的減肥效果的緣故，才更堅定減肥的信心。

減肥而產生效果，也就是獲得報酬。而受到周遭人士的稱讚，也是一種報酬。人在自己付出努力後，一定會希望獲得報酬，能得到報酬，就會覺得做起來很有意思，也隨之產生「想瘦下來」的意願。

減肥也正是在開始之初最具效果，此時如果忍耐下去，力求減肥效果，之後就會出乎意料地享有效果，使減肥成爲一種快樂。

能使自己的健康恢復正常，這也可以說是人生的一件大事，一旦完成這件事，便會對完成那麼有價值事情的自己產生自信。如果已經完成這樣的大事，想要維持一定的體重便輕而易舉了。

而在不知不覺中，會發現自己正走上健康的大道，對「吃」不會有超過必要的關心，除了吃之外，還有許多很有趣味的事物，讓自己去發覺、開拓，過著充實的人生。

後　記

關於現代人的肥胖，在書中透過實例，對孩童至高齡者等，各年齡層都詳加敘述。再者，也談了以專門的行動醫學爲基本，分成四個階段而維持體重的減肥法。

最近的四十餘年，台灣在經濟上有非常蓬勃的發展，已經傾向於飽食的時代，也就是重視物質更甚於精神（物質至上主義）。肥胖及運動不足的人，也很引人矚目。因此，出現了許多種可以使人減輕體重的減肥法。

減肥食品、藥物、美容法等費用極爲昂貴的方法，也一再相繼出現。太極拳、有氧運動等激烈的運動，也非常流行。

但這些方法，既需要金錢也需要時間，而且也無法長久持續。其中也有人因爲實行了極端的減肥法而危及生命。

每當看到利用這些不良方法減肥的人時，便覺得有必要寫出正確的減肥法，說明肥胖的真正意義，作爲保持身心健康的課題之一，於是才有這本書的誕生。

在這個世界上，每個人都是獨一無二的個體，因此，各位都應善加瞭解自己，發現自己獨特的個性，進而活用自己的個性，發揮本身的特質。人生中，以一己之力盡力地生活是很重要的。人生的主角是自己本身。

爲了維持自己健康的減肥，也是讓人生充實而持續得久的一個重大課題。因此，自己的肥胖究竟是因爲心理因素？抑或習慣因素，應先瞭解自己。

接著，自己的體重是否可能立刻使自己罹患成人病？或者是否只是稍微胖一點的程度？體重是否在健康體重的範圍之內？判定這些項目，並選擇四階段的個別減肥作戰，付諸實行。

爲了自己的健康，爲了幸福而必須減肥——應有如此積極的動機，並下定決心，很有耐性地持續下去。不過，千萬不要有錯覺，誤以爲瘦得像竹竿一般的模樣才是美麗、健康的。

附錄：食物營養成分表

食物種類	份量	重量（公克）	水含量	熱量（卡）	蛋白質（公克）	脂肪（公克）	飽和脂肪酸（公克）	油酸（公克）	亞麻油酸（公克）	醣類（公克）	鈣（毫克）	磷（毫克）	鐵（毫克）	鉀（毫克）	維他命A（國際單位）	維他命B1（毫克）	維他命B2（毫克）	菸鹼酸（毫克）	維他命C（毫克）
蔬果類																			
蘋果 (2個/1磅)	1個	212	84	125		1	-	-	-	31	15	21	0.6	223	190	0.06	0.04	0.2	8
紅肉葡萄柚	½個	241	89	50	1	-	-	-	-	13	20	20	0.5	166	540	0.05	0.02	0.2	44
白肉葡萄柚	6個	241	89	45	1	-	-	-	-	12	19	19	0.5	159	10	0.05	0.02	0.2	44
罐頭什錦水果	1杯	255	80	195	1	-	-	-	-	50	23	31	1.0	411	360	0.05	0.03	1.0	5
罐裝水蜜桃	1杯	256	79	200	1	-	-	-	-	51	10	31	0.8	333	1100	0.03	0.05	1.5	8
鳳梨罐頭 (中型1片)	1片	58	80	45	-	-	-	-	-	11	6	3	0.2	56	30	0.05	0.01	0.1	4
無子葡萄乾 (1½湯匙)	1包	14	18	40	-	-	-	-	-	11	9	14	0.5	107	-	0.02	0.01	0.1	-
黑棗汁	1杯	256	80	195	1	-	-	-	-	49	36	51	1.8	602	-	0.03	0.03	1.0	5
醃黃瓜(長3¼英吋)(直徑1¼英吋)	1條	65	93	5	-	-	-	-	-	1	13	14	0.7	130	70	-	0.01	-	4

附錄：食物營養成分表

維他命C（毫克）	菸鹼酸（毫克）	維他命B2（毫克）	維他命B1（毫克）	維他命A（國際單位）	鉀（毫克）	鐵（毫克）	磷（毫克）	鈣（毫克）	醣類（公克）	亞麻油酸（公克）	油酸（公克）	飽和脂肪酸（公克）	脂肪（公克）	蛋白質（公克）	熱量（卡）	水含量	重量（公克）	份量	食物種類
																			油脂類
0	-	0.04	0.01	3470	29	0.2	26	27	-	2.1	23.1	57.3	92	1	815	16	113	1條	牛油(1/2杯)
0	-	-	-	430	4	-	3	3	-	0.3	2.9	7.2	12	-	100	16	14	1湯匙	牛油(約1/8條)
0	0	0	0	0	0	0	0	0	0	1.3	5.3	5.1	13	0	115	0	13	1湯匙	豬油
0	-	0.04	0.01	3750	29	0.2	26	27	-	24.9	42.9	16.7	92	1	815	16	113	1條	瑪琪琳(1/2杯)
0	-	-	-	470	4	-	3	3	-	3.1	5.3	2.1	12	-	100	16	14	1湯匙	瑪琪琳(約1/8條)
0	-	-	-	470	4	-	3	3	-	4.1	4.5	2.0	12	-	100	16	14	1湯匙	軟式瑪琪琳
0	0	0	0	-	0	0	0	0	0	7.8	3.3	1.7	14	0	120	0	14	1湯匙	玉米油
0	0	0	0	-	0	0	0	0	0	1.1	9.7	1.9	14	0	120	0	14	1湯匙	橄欖油
0	0	0	0	-	0	0	0	0	0	4.2	6.2	2.3	14	0	120	0	14	1湯匙	花生油
0	0	0	0	-	0	0	0	0	0	10.0	1.6	1.3	14	0	120	0	14	1湯匙	葵花子油
-	-	-	-	-	1.3	0.1	2	2	3	3.2	1.3	1.1	6	-	65	39	16	1湯匙	法式沙拉醬
-	-	-	-	-	2	-	1	2	1	4.7	1.9	1.6	-	-	85	28	15	1湯匙	義大利沙拉醬
-	-	0.01	-	40	5	0.1	4	3	-	5.6	2.4	2.0	11	-	100	15	14	1湯匙	美乃滋沙拉醬
-	-	-	-	5.0	1.8	0.1	3	2	2	4.0	1.7	1.4	8	-	80	32	16	1湯匙	千島沙拉醬

食物種類	份量	重量(公克)	水含量	熱量(卡)	蛋白質(公克)	脂肪(公克)	飽和脂肪酸(公克)	油酸(公克)	亞麻油酸(公克)	醣類(公克)	鈣(毫克)	磷(毫克)	鐵(毫克)	鉀(毫克)	維他命A(國際單位)	維他命B1(毫克)	維他命B2(毫克)	菸鹼酸(毫克)	維他命C(毫克)
肉魚類																			
炸蝦	3盎斯	85	57	190	17	9	2.3	3.7	2.0	9	61	162	1.7	195	-	0.03	0.07	2.3	-
鮪魚(罐頭)	3盎斯	85	61	170	24	7	1.7	1.7	0.7	0	7	199	1.6	-	70	0.04	0.10	10.1	-
培根(1磅有20條)	2條	15	8	85	4	8	2.5	3.7	0.7	-	2	34	0.5	35	0	0.08	0.05	0.8	-
燉牛肉	3盎斯	85	53	245	23	16	6.8	6.5	0.4	0	10	114	2.9	184	30	0.04	0.18	36	-
沙朗牛排	3盎斯	85	44	330	20	27	11.3	11.1	0.6	0	9	162	2.5	220	50	0.05	0.15	4.0	-
烤羊腿	3盎斯	85	54	235	22	16	7.3	6.0	0.6	0	9	177	1.4	241	-	0.13	0.23	4.7	-
雞排	2.7盎斯	78	42	305	19	25	8.9	10.4	2.2	0	9	209	2.7	216	0	0.75	0.22	4.5	-
熱狗(1磅8條)	1條	56	57	170	7	15	5.6	6.5	1.2	1	3	57	0.8	-	-	0.08	0.11	1.4	-
棒棒腿(炸)連骨2盎斯	1.3盎斯	38	55	90	12	4	1.1	1.3	0.9	-	6	89	0.9	-	50	0.03	0.15	2.7	-
火雞肉	1片	85	61	160	27	5	1.5	1.0	1.1	0	7	213	1.5	312	-	0.04	0.15	6.5	-

附錄：食物營養成分表

食物種類	份量	重量（公克）	水含量	熱量（卡）	蛋白質（公克）	脂肪（公克）	飽和脂肪酸（公克）	油酸（公克）	亞麻油酸（公克）	醣類（公克）	鈣（毫克）	磷（毫克）	鐵（毫克）	鉀（毫克）	維他命A（國際單位）	維他命B_1（毫克）	維他命B_2（毫克）	菸鹼酸（毫克）	維他命C（毫克）
點心類																			
天使蛋糕 (1/12個)	1片	53	54	135	3	-	-	-	-	32	50	63	0.2	32	0	0.03	0.08	0.3	0
杯子蛋糕	1	35	24	120	2	4	1.6	1.4	0.5	20	21	37	0.5	46	50	0.03	0.05	0.3	-
早餐用 玉米片 (加糖)	1杯	40	2	155	2	-	-	-	-	37	1	10	1.0	27	1880	0.46	0.56	4.6	14
爆玉米花	1杯	9	3	40	1	2	1.5	0.2	0.2	5	1	19	0.2	-	-	-	0.01	0.2	0
杏仁 (115粒)	1杯	115	5	690	21	62	5.0	42.2	11.3	22	269	580	5.4	889	0	0.28	1.06	4.0	-
棉花糖球	1盎斯	28	17	90	1	-	-	-	-	23	5	2	0.5	2	0	0	-	-	0
飲料類																			
啤酒 (12FL盎斯) (354毫升)	一罐	360	92	150	1	0	0	0	0	14	18	108	-	90	-	0.01	0.11	2.2	-
汽水 (12FL盎斯) (354毫升)	一罐	366	92	115	1	0	0	0	0	29	-	-	-	-	0	0	0	0	0
可樂 (12FL盎斯) (354毫升)	一罐	369	90	145	0	0	0	0	0	37	-	-	-	-	0	0	0	0	0
沙士 (12盎斯) (354毫升)	一罐	370	90	150	0	0	0	0	0	39	-	-	-	-	0	0	0	0	0

食物種類	份量	重量（公克）	水含量	熱量（卡）	蛋白質（公克）	脂肪（公克）	飽和脂肪酸（公克）	油酸（公克）	亞麻油酸（公克）	醣類（公克）	鈣（毫克）	磷（毫克）	鐵（毫克）	鉀（毫克）	維他命A（國際單位）	維他命B_1（毫克）	維他命B_2（毫克）	菸鹼酸（毫克）	維他命C（毫克）
蛋奶類																			
煎蛋	1個	46	72	85	5	6	2.4	2.2	0.6	1	26	80	0.9	58	290	0.03	0.13	-	0
白煮蛋	1個	50	75	80	6	6	1.7	2.0	0.6	1	28	90	1.0	65	260	0.04	0.14	-	0
全脂奶	1杯	244	88	150	8	8	5.1	2.1	0.2	11	291	228	0.1	370	310	0.03	0.4	0.2	2
低脂奶	1杯	244	89	120	8	5	2.9	1.2	0.1	12	277	232	0.1	377	500	0.1	0.4	0.2	2
脫脂奶	1杯	245	91	85	8	-	0.3	0.1	-	12	302	247	0.1	406	500	0.03	0.37	0.2	2
煉乳	1杯	306	27	980	24	27	16.8	6.7	0.7	166	868	775	0.6	1136	1000	0.28	1.27	0.6	8
巧克力奶昔	315 C.C.	300	72	355	9	8	5.0	2.0	0.2	63	396	378	0.9	672	260	0.14	0.67	0.4	0
香草奶昔	325 C.C.	313	74	350	12	9	5.9	2.4	0.2	56	457	361	0.3	572	360	0.03	061	0.5	0
脆餅用起司	1湯匙	5	18	25	2	2	1.0	0.4	-	-	69	40	-	5	40	-	0.02	-	0
美式起司	1片	28	39	105	6	9	5.6	2.1	0.2	-	134	211	0.1	46	340	0.01	0.10	-	0
湯																			
奶油雞湯	1杯	240	92	95	3	6	1.6	2.3	1.1	8	24	34	0.5	98	70	0.02	0.05	0.5	-
奶油蘑菇湯	1杯	240	90	135	2	10	2.6	1.7	4.5	10	4.1	50	0.5	98	70	0.02	0.12	0.05	-
蔬菜牛肉湯	1杯	245	92	80	5	2	-	-	-	10	12	49	0.7	162	2700	0.05	0.05	1.0	-

附錄：食物營養成分表

食物種類	重量(公克)	熱量(卡)	蛋白質(公克)	脂肪(公克)	膽固醇(毫克)	醣類(公克)	礦物質 鈣(毫克)	鈉(毫克)	鐵(毫克)	維他命A(國際單位)	維他命B1(毫克)	維他命B2(毫克)	菸鹼酸(毫克)	維他命C(毫克)
其他														
蘋果醋	1湯匙	15	94		0	0	0	0	1	1	1	0.1	15	
啤酒酵母	1湯匙	8	5	25	3	3	17	140	1.4	152	1.25	0.34	3.0	
肯德基炸雞														
雞翅	42	136	10	9	55	4	22	302	0.7	<9	0.03	0.04	2.3	1
雞小腿(棒棒腿)	47	117	12	7	63	3	12	207	0.8	<10	0.04	0.09	2.4	<1
雞腿	88	257	18	18	109	7	34	566	1.5	<18	0.08	0.16	4.0	<2
生菜沙拉	91	121	1	8	7	13	32	255	0.5	55	0.03	<0.02	0.02	32
麥當勞														
漢堡	102	255	12	10	25	30	51	520	2.3	82	0.25	0.18	4.0	2
吉事漢堡	115	307	15	14	37	30	132	767	2.4	345	0.25	0.23	3.8	2
滿意漢堡	166	424	24	22	67	33	63	735	4.1	133	0.32	0.28	6.5	2
吉事滿意漢堡	194	524	30	31	96	32	219	1.2	4.3	660	0.31	0.37	7.4	3
麥香堡	204	563	26	33	86	41	157	1.01	4.0	530	0.39	0.37	6.5	2
麥香魚	139	432	14	25	47	37	93	781	1.7	180	0.26	0.20	2.6	1
滿福堡	138	327	19	15	229	31	226	885	2.9	591	0.47	0.44	3.8	1
薯條(小包)	58	220	3	12	9	26	9	109	0.6	17	0.12	0.02	2.3	1.3
香草奶昔	291	352	9	8	31	60	329	201	0.2	349	0.12	0.7	0.3	3
蘋果派	85	253	2	11	12	29	14	398	0.6	34	0.02	0.02	0.2	1

26. 華佗五禽劍	劉時榮著	180 元
27. 太極拳基礎講座：基本功與簡化 24 式	李德印著	250 元
28. 武式太極拳精華	薛乃印著	200 元
29. 陳式太極拳拳理闡微	馬　虹著	350 元
30. 陳式太極拳體用全書	馬　虹著	400 元
31. 張三豐太極拳	陳占奎著	200 元
32. 中國太極推手	張　山主編	300 元
33. 48 式太極拳入門	門惠豐編著	220 元
34. 太極拳奇人奇功	嚴翰秀編著	250 元
35. 心意門秘籍	李新民編著	220 元
36. 三才門乾坤戊己功	王培生編著	元
37. 武式太極劍精華 +VCD	薛乃印編著	元
38. 楊式太極拳	傅鐘文演述	元

・原地太極拳系列・大展編號 11

1. 原地綜合太極拳 24 式	胡啓賢創編	220 元
2. 原地活步太極拳 42 式	胡啓賢創編	200 元
3. 原地簡化太極拳 24 式	胡啓賢創編	200 元
4. 原地太極拳 12 式	胡啓賢創編	200 元

・道學文化・大展編號 12

1. 道在養生：道教長壽術	郝　勤等著	250 元
2. 龍虎丹道：道教內丹術	郝　勤著	300 元
3. 天上人間：道教神仙譜系	黃德海著	250 元
4. 步罡踏斗：道教祭禮儀典	張澤洪著	250 元
5. 道醫窺秘：道教醫學康復術	王慶餘等著	250 元
6. 勸善成仙：道教生命倫理	李　剛著	250 元
7. 洞天福地：道教宮觀勝境	沙銘壽著	250 元
8. 青詞碧簫：道教文學藝術	楊光文等著	250 元
9. 沈博絕麗：道教格言精粹	朱耕發等著	250 元

・秘傳占卜系列・大展編號 14

1. 手相術	淺野八郎著	180 元
2. 人相術	淺野八郎著	180 元
3. 西洋占星術	淺野八郎著	180 元
4. 中國神奇占卜	淺野八郎著	150 元
5. 夢判斷	淺野八郎著	150 元
6. 前世、來世占卜	淺野八郎著	150 元
7. 法國式血型學	淺野八郎著	150 元
8. 靈感、符咒學	淺野八郎著	150 元

9. 紙牌占卜學 淺野八郎著 150元
10. ESP超能力占卜 淺野八郎著 150元
11. 猶太數的秘術 淺野八郎著 150元
12. 新心理測驗 淺野八郎著 160元
13. 塔羅牌預言秘法 淺野八郎著 200元

・趣味心理講座・大展編號15

1. 性格測驗 探索男與女 淺野八郎著 140元
2. 性格測驗 透視人心奧秘 淺野八郎著 140元
3. 性格測驗 發現陌生的自己 淺野八郎著 140元
4. 性格測驗 發現你的真面目 淺野八郎著 140元
5. 性格測驗 讓你們吃驚 淺野八郎著 140元
6. 性格測驗 洞穿心理盲點 淺野八郎著 140元
7. 性格測驗 探索對方心理 淺野八郎著 140元
8. 性格測驗 由吃認識自己 淺野八郎著 160元
9. 性格測驗 戀愛知多少 淺野八郎著 160元
10. 性格測驗 由裝扮瞭解人心 淺野八郎著 160元
11. 性格測驗 敲開內心玄機 淺野八郎著 140元
12. 性格測驗 透視你的未來 淺野八郎著 160元
13. 血型與你的一生 淺野八郎著 160元
14. 趣味推理遊戲 淺野八郎著 160元
15. 行爲語言解析 淺野八郎著 160元

・婦 幼 天 地・大展編號16

1. 八萬人減肥成果 黃靜香譯 180元
2. 三分鐘減肥體操 楊鴻儒譯 150元
3. 窈窕淑女美髮秘訣 柯素娥譯 130元
4. 使妳更迷人 成 玉譯 130元
5. 女性的更年期 官舒妍編譯 160元
6. 胎內育兒法 李玉瓊編譯 150元
7. 早產兒袋鼠式護理 唐岱蘭譯 200元
8. 初次懷孕與生產 婦幼天地編譯組 180元
9. 初次育兒12個月 婦幼天地編譯組 180元
10. 斷乳食與幼兒食 婦幼天地編譯組 180元
11. 培養幼兒能力與性向 婦幼天地編譯組 180元
12. 培養幼兒創造力的玩具與遊戲 婦幼天地編譯組 180元
13. 幼兒的症狀與疾病 婦幼天地編譯組 180元
14. 腿部苗條健美法 婦幼天地編譯組 180元
15. 女性腰痛別忽視 婦幼天地編譯組 150元
16. 舒展身心體操術 李玉瓊編譯 130元
17. 三分鐘臉部體操 趙薇妮著 160元

18. 生動的笑容表情術	趙薇妮著	160 元
19. 心曠神怡減肥法	川津祐介著	130 元
20. 內衣使妳更美麗	陳玄茹譯	130 元
21. 瑜伽美姿美容	黃靜香編著	180 元
22. 高雅女性裝扮學	陳珮玲譯	180 元
23. 蠶糞肌膚美顏法	梨秀子著	160 元
24. 認識妳的身體	李玉瓊譯	160 元
25. 產後恢復苗條體態	居理安・芙萊喬著	200 元
26. 正確護髮美容法	山崎伊久江著	180 元
27. 安琪拉美姿養生學	安琪拉蘭斯博瑞著	180 元
28. 女體性醫學剖析	增田豐著	220 元
29. 懷孕與生產剖析	岡部綾子著	180 元
30. 斷奶後的健康育兒	東城百合子著	220 元
31. 引出孩子幹勁的責罵藝術	多湖輝著	170 元
32. 培養孩子獨立的藝術	多湖輝著	170 元
33. 子宮肌瘤與卵巢囊腫	陳秀琳編著	180 元
34. 下半身減肥法	納他夏・史達賓著	180 元
35. 女性自然美容法	吳雅菁編著	180 元
36. 再也不發胖	池園悅太郎著	170 元
37. 生男生女控制術	中垣勝裕著	220 元
38. 使妳的肌膚更亮麗	楊　皓編著	170 元
39. 臉部輪廓變美	芝崎義夫著	180 元
40. 斑點、皺紋自己治療	高須克彌著	180 元
41. 面皰自己治療	伊藤雄康著	180 元
42. 隨心所欲瘦身冥想法	原久子著	180 元
43. 胎兒革命	鈴木丈織著	180 元
44. NS 磁氣平衡法塑造窈窕奇蹟	古屋和江著	180 元
45. 享瘦從腳開始	山田陽子著	180 元
46. 小改變瘦 4 公斤	宮本裕子著	180 元
47. 軟管減肥瘦身	高橋輝男著	180 元
48. 海藻精神秘美容法	劉名揚編著	180 元
49. 肌膚保養與脫毛	鈴木真理著	180 元
50. 10 天減肥 3 公斤	彤雲編輯組	180 元
51. 穿出自己的品味	西村玲子著	280 元
52. 小孩髮型設計	李芳黛譯	250 元

・青 春 天 地・大展編號 17

1. A 血型與星座	柯素娥編譯	160 元
2. B 血型與星座	柯素娥編譯	160 元
3. O 血型與星座	柯素娥編譯	160 元
4. AB 血型與星座	柯素娥編譯	120 元
5. 青春期性教室	呂貴嵐編譯	130 元
7. 難解數學破題	宋釗宜編譯	130 元

9. 小論文寫作秘訣	林顯茂編譯	120元
11. 中學生野外遊戲	熊谷康編著	120元
12. 恐怖極短篇	柯素娥編譯	130元
13. 恐怖夜話	小毛驢編譯	130元
14. 恐怖幽默短篇	小毛驢編譯	120元
15. 黑色幽默短篇	小毛驢編譯	120元
16. 靈異怪談	小毛驢編譯	130元
17. 錯覺遊戲	小毛驢編著	130元
18. 整人遊戲	小毛驢編著	150元
19. 有趣的超常識	柯素娥編譯	130元
20. 哦！原來如此	林慶旺編譯	130元
21. 趣味競賽100種	劉名揚編譯	120元
22. 數學謎題入門	宋釗宜編譯	150元
23. 數學謎題解析	宋釗宜編譯	150元
24. 透視男女心理	林慶旺編譯	120元
25. 少女情懷的自白	李桂蘭編譯	120元
26. 由兄弟姊妹看命運	李玉瓊編譯	130元
27. 趣味的科學魔術	林慶旺編譯	150元
28. 趣味的心理實驗室	李燕玲編譯	150元
29. 愛與性心理測驗	小毛驢編譯	130元
30. 刑案推理解謎	小毛驢編譯	180元
31. 偵探常識推理	小毛驢編譯	180元
32. 偵探常識解謎	小毛驢編譯	130元
33. 偵探推理遊戲	小毛驢編譯	180元
34. 趣味的超魔術	廖玉山編著	150元
35. 趣味的珍奇發明	柯素娥編著	150元
36. 登山用具與技巧	陳瑞菊編著	150元
37. 性的漫談	蘇燕謀編著	180元
38. 無的漫談	蘇燕謀編著	180元
39. 黑色漫談	蘇燕謀編著	180元
40. 白色漫談	蘇燕謀編著	180元

·健康天地· 大展編號18

1. 壓力的預防與治療	柯素娥編譯	130元
2. 超科學氣的魔力	柯素娥編譯	130元
3. 尿療法治病的神奇	中尾良一著	130元
4. 鐵證如山的尿療法奇蹟	廖玉山譯	120元
5. 一日斷食健康法	葉慈容編譯	150元
6. 胃部強健法	陳炳崑譯	120元
7. 癌症早期檢查法	廖松濤譯	160元
8. 老人痴呆症防止法	柯素娥編譯	130元
9. 松葉汁健康飲料	陳麗芬編譯	130元
10. 揉肚臍健康法	永井秋夫著	150元

11. 過勞死、猝死的預防	卓秀貞編譯	130 元
12. 高血壓治療與飲食	藤山順豐著	180 元
13. 老人看護指南	柯素娥編譯	150 元
14. 美容外科淺談	楊啓宏著	150 元
15. 美容外科新境界	楊啓宏著	150 元
16. 鹽是天然的醫生	西英司郎著	140 元
17. 年輕十歲不是夢	梁瑞麟譯	200 元
18. 茶料理治百病	桑野和民著	180 元
19. 綠茶治病寶典	桑野和民著	150 元
20. 杜仲茶養顏減肥法	西田博著	170 元
21. 蜂膠驚人療效	瀨長良三郎著	180 元
22. 蜂膠治百病	瀨長良三郎著	180 元
23. 醫藥與生活	鄭炳全著	180 元
24. 鈣長生寶典	落合敏著	180 元
25. 大蒜長生寶典	木下繁太郎著	160 元
26. 居家自我健康檢查	石川恭三著	160 元
27. 永恆的健康人生	李秀鈴譯	200 元
28. 大豆卵磷脂長生寶典	劉雪卿譯	150 元
29. 芳香療法	梁艾琳譯	160 元
30. 醋長生寶典	柯素娥譯	180 元
31. 從星座透視健康	席拉・吉蒂斯著	180 元
32. 愉悅自在保健學	野本二士夫著	160 元
33. 裸睡健康法	丸山淳士等著	160 元
34. 糖尿病預防與治療	藤山順豐著	180 元
35. 維他命長生寶典	菅原明子著	180 元
36. 維他命 C 新效果	鐘文訓編	150 元
37. 手、腳病理按摩	堤芳朗著	160 元
38. AIDS 瞭解與預防	彼得塔歇爾著	180 元
39. 甲殼質殼聚糖健康法	沈永嘉譯	160 元
40. 神經痛預防與治療	木下真男著	160 元
41. 室內身體鍛鍊法	陳炳崑編著	160 元
42. 吃出健康藥膳	劉大器編著	180 元
43. 自我指壓術	蘇燕謀編著	160 元
44. 紅蘿蔔汁斷食療法	李玉瓊編著	150 元
45. 洗心術健康秘法	竺翠萍編譯	170 元
46. 枇杷葉健康療法	柯素娥編譯	180 元
47. 抗衰血癒	楊啓宏著	180 元
48. 與癌搏鬥記	逸見政孝著	180 元
49. 冬蟲夏草長生寶典	高橋義博著	170 元
50. 痔瘡・大腸疾病先端療法	宮島伸宜著	180 元
51. 膠布治癒頑固慢性病	加瀨建造著	180 元
52. 芝麻神奇健康法	小林貞作著	170 元
53. 香煙能防止癡呆？	高田明和著	180 元
54. 穀菜食治癌療法	佐藤成志著	180 元

55. 貼藥健康法	松原英多著	180 元
56. 克服癌症調和道呼吸法	帶津良一著	180 元
57. B 型肝炎預防與治療	野村喜重郎著	180 元
58. 青春永駐養生導引術	早島正雄著	180 元
59. 改變呼吸法創造健康	原久子著	180 元
60. 荷爾蒙平衡養生秘訣	出村博著	180 元
61. 水美肌健康法	井戶勝富著	170 元
62. 認識食物掌握健康	廖梅珠編著	170 元
63. 痛風劇痛消除法	鈴木吉彥著	180 元
64. 酸莖菌驚人療效	上田明彥著	180 元
65. 大豆卵磷脂治現代病	神津健一著	200 元
66. 時辰療法—危險時刻凌晨 4 時	呂建強等著	180 元
67. 自然治癒力提升法	帶津良一著	180 元
68. 巧妙的氣保健法	藤平墨子著	180 元
69. 治癒 C 型肝炎	熊田博光著	180 元
70. 肝臟病預防與治療	劉名揚編著	180 元
71. 腰痛平衡療法	荒井政信著	180 元
72. 根治多汗症、狐臭	稻葉益巳著	220 元
73. 40 歲以後的骨質疏鬆症	沈永嘉譯	180 元
74. 認識中藥	松下一成著	180 元
75. 認識氣的科學	佐佐木茂美著	180 元
76. 我戰勝了癌症	安田伸著	180 元
77. 斑點是身心的危險信號	中野進著	180 元
78. 艾波拉病毒大震撼	玉川重德著	180 元
79. 重新還我黑髮	桑名隆一郎著	180 元
80. 身體節律與健康	林博史著	180 元
81. 生薑治萬病	石原結實著	180 元
82. 靈芝治百病	陳瑞東著	180 元
83. 木炭驚人的威力	大槻彰著	200 元
84. 認識活性氧	井土貴司著	180 元
85. 深海鮫治百病	廖玉山編著	180 元
86. 神奇的蜂王乳	井上丹治著	180 元
87. 卡拉 OK 健腦法	東潔著	180 元
88. 卡拉 OK 健康法	福田伴男著	180 元
89. 醫藥與生活	鄭炳全著	200 元
90. 洋蔥治百病	宮尾興平著	180 元
91. 年輕 10 歲快步健康法	石塚忠雄著	180 元
92. 石榴的驚人神效	岡本順子著	180 元
93. 飲料健康法	白鳥早奈英著	180 元
94. 健康棒體操	劉名揚編譯	180 元
95. 催眠健康法	蕭京凌編著	180 元
96. 鬱金（美王）治百病	水野修一著	180 元
97. 醫藥與生活	鄭炳全著	200 元

・實用女性學講座・大展編號 19

1.	解讀女性內心世界	島田一男著	150 元
2.	塑造成熟的女性	島田一男著	150 元
3.	女性整體裝扮學	黃靜香編著	180 元
4.	女性應對禮儀	黃靜香編著	180 元
5.	女性婚前必修	小野十傳著	200 元
6.	徹底瞭解女人	田口二州著	180 元
7.	拆穿女性謊言 88 招	島田一男著	200 元
8.	解讀女人心	島田一男著	200 元
9.	俘獲女性絕招	志賀貢著	200 元
10.	愛情的壓力解套	中村理英子著	200 元
11.	妳是人見人愛的女孩	廖松濤編著	200 元

・校園系列・大展編號 20

1.	讀書集中術	多湖輝著	180 元
2.	應考的訣竅	多湖輝著	150 元
3.	輕鬆讀書贏得聯考	多湖輝著	150 元
4.	讀書記憶秘訣	多湖輝著	180 元
5.	視力恢復！超速讀術	江錦雲譯	180 元
6.	讀書 36 計	黃柏松編著	180 元
7.	驚人的速讀術	鐘文訓編著	170 元
8.	學生課業輔導良方	多湖輝著	180 元
9.	超速讀超記憶法	廖松濤編著	180 元
10.	速算解題技巧	宋釗宜編著	200 元
11.	看圖學英文	陳炳崑編著	200 元
12.	讓孩子最喜歡數學	沈永嘉譯	180 元
13.	催眠記憶術	林碧清譯	180 元
14.	催眠速讀術	林碧清譯	180 元
15.	數學式思考學習法	劉淑錦譯	200 元
16.	考試憑要領	劉孝暉著	180 元
17.	事半功倍讀書法	王毅希著	200 元
18.	超金榜題名術	陳蒼杰譯	200 元
19.	靈活記憶術	林耀慶編著	180 元
20.	數學增強要領	江修楨編著	180 元

・實用心理學講座・大展編號 21

1.	拆穿欺騙伎倆	多湖輝著	140 元
2.	創造好構想	多湖輝著	140 元
3.	面對面心理術	多湖輝著	160 元
4.	偽裝心理術	多湖輝著	140 元

5. 透視人性弱點	多湖輝著	140 元
6. 自我表現術	多湖輝著	180 元
7. 不可思議的人性心理	多湖輝著	180 元
8. 催眠術入門	多湖輝著	150 元
9. 責罵部屬的藝術	多湖輝著	150 元
10. 精神力	多湖輝著	150 元
11. 厚黑說服術	多湖輝著	150 元
12. 集中力	多湖輝著	150 元
13. 構想力	多湖輝著	150 元
14. 深層心理術	多湖輝著	160 元
15. 深層語言術	多湖輝著	160 元
16. 深層說服術	多湖輝著	180 元
17. 掌握潛在心理	多湖輝著	160 元
18. 洞悉心理陷阱	多湖輝著	180 元
19. 解讀金錢心理	多湖輝著	180 元
20. 拆穿語言圈套	多湖輝著	180 元
21. 語言的內心玄機	多湖輝著	180 元
22. 積極力	多湖輝著	180 元

・超現實心理講座・大展編號 22

1. 超意識覺醒法	詹蔚芬編譯	130 元
2. 護摩秘法與人生	劉名揚編譯	130 元
3. 秘法！超級仙術入門	陸明譯	150 元
4. 給地球人的訊息	柯素娥編著	150 元
5. 密教的神通力	劉名揚編著	130 元
6. 神秘奇妙的世界	平川陽一著	200 元
7. 地球文明的超革命	吳秋嬌譯	200 元
8. 力量石的秘密	吳秋嬌譯	180 元
9. 超能力的靈異世界	馬小莉譯	200 元
10. 逃離地球毀滅的命運	吳秋嬌譯	200 元
11. 宇宙與地球終結之謎	南山宏著	200 元
12. 驚世奇功揭秘	傅起鳳著	200 元
13. 啟發身心潛力心象訓練法	栗田昌裕著	180 元
14. 仙道術遁甲法	高藤聰一郎著	220 元
15. 神通力的秘密	中岡俊哉著	180 元
16. 仙人成仙術	高藤聰一郎著	200 元
17. 仙道符咒氣功法	高藤聰一郎著	220 元
18. 仙道風水術尋龍法	高藤聰一郎著	200 元
19. 仙道奇蹟超幻像	高藤聰一郎著	200 元
20. 仙道鍊金術房中法	高藤聰一郎著	200 元
21. 奇蹟超醫療治癒難病	深野一幸著	220 元
22. 揭開月球的神秘力量	超科學研究會	180 元
23. 西藏密教奧義	高藤聰一郎著	250 元

24.	改變你的夢術入門	高藤聰一郎著	250 元
25.	21 世紀拯救地球超技術	深野一幸著	250 元

・養生保健・大展編號 23

1.	醫療養生氣功	黃孝寬著	250 元
2.	中國氣功圖譜	余功保著	250 元
3.	少林醫療氣功精粹	井玉蘭著	250 元
4.	龍形實用氣功	吳大才等著	220 元
5.	魚戲增視強身氣功	宮　嬰著	220 元
6.	嚴新氣功	前新培金著	250 元
7.	道家玄牝氣功	張　章著	200 元
8.	仙家秘傳袪病功	李遠國著	160 元
9.	少林十大健身功	秦慶豐著	180 元
10.	中國自控氣功	張明武著	250 元
11.	醫療防癌氣功	黃孝寬著	250 元
12.	醫療強身氣功	黃孝寬著	250 元
13.	醫療點穴氣功	黃孝寬著	250 元
14.	中國八卦如意功	趙維漢著	180 元
15.	正宗馬禮堂養氣功	馬禮堂著	420 元
16.	秘傳道家筋經內丹功	王慶餘著	280 元
17.	三元開慧功	辛桂林著	250 元
18.	防癌治癌新氣功	郭　林著	180 元
19.	禪定與佛家氣功修煉	劉天君著	200 元
20.	顛倒之術	梅自強著	360 元
21.	簡明氣功辭典	吳家駿編	360 元
22.	八卦三合功	張全亮著	230 元
23.	朱砂掌健身養生功	楊永著	250 元
24.	抗老功	陳九鶴著	230 元
25.	意氣按穴排濁自療法	黃啓運編著	250 元
26.	陳式太極拳養生功	陳正雷著	200 元
27.	健身祛病小功法	王培生著	200 元
28.	張式太極混元功	張春銘著	250 元
29.	中國璇密功	羅琴編著	250 元
30.	中國少林禪密功	齊飛龍著	200 元
31.	郭林新氣功	郭林新氣功研究所	400 元

・社會人智囊・大展編號 24

1.	糾紛談判術	清水增三著	160 元
2.	創造關鍵術	淺野八郎著	150 元
3.	觀人術	淺野八郎著	200 元
4.	應急詭辯術	廖英迪編著	160 元

5. 天才家學習術	木原武一著	160 元
6. 貓型狗式鑑人術	淺野八郎著	180 元
7. 逆轉運掌握術	淺野八郎著	180 元
8. 人際圓融術	澀谷昌三著	160 元
9. 解讀人心術	淺野八郎著	180 元
10. 與上司水乳交融術	秋元隆司著	180 元
11. 男女心態定律	小田晉著	180 元
12. 幽默說話術	林振輝編著	200 元
13. 人能信賴幾分	淺野八郎著	180 元
14. 我一定能成功	李玉瓊譯	180 元
15. 獻給青年的嘉言	陳蒼杰譯	180 元
16. 知人、知面、知其心	林振輝編著	180 元
17. 塑造堅強的個性	坂上肇著	180 元
18. 爲自己而活	佐藤綾子著	180 元
19. 未來十年與愉快生活有約	船井幸雄著	180 元
20. 超級銷售話術	杜秀卿譯	180 元
21. 感性培育術	黃靜香編著	180 元
22. 公司新鮮人的禮儀規範	蔡媛惠譯	180 元
23. 傑出職員鍛鍊術	佐佐木正著	180 元
24. 面談獲勝戰略	李芳黛譯	180 元
25. 金玉良言撼人心	森純大著	180 元
26. 男女幽默趣典	劉華亭編著	180 元
27. 機智說話術	劉華亭編著	180 元
28. 心理諮商室	柯素娥譯	180 元
29. 如何在公司崢嶸頭角	佐佐木正著	180 元
30. 機智應對術	李玉瓊編著	200 元
31. 克服低潮良方	坂野雄二著	180 元
32. 智慧型說話技巧	沈永嘉編著	180 元
33. 記憶力、集中力增進術	廖松濤編著	180 元
34. 女職員培育術	林慶旺編著	180 元
35. 自我介紹與社交禮儀	柯素娥編著	180 元
36. 積極生活創幸福	田中真澄著	180 元
37. 妙點子超構想	多湖輝著	180 元
38. 說 NO 的技巧	廖玉山編著	180 元
39. 一流說服力	李玉瓊編著	180 元
40. 般若心經成功哲學	陳鴻蘭編著	180 元
41. 訪問推銷術	黃靜香編著	180 元
42. 男性成功秘訣	陳蒼杰編著	180 元
43. 笑容、人際智商	宮川澄子著	180 元
44. 多湖輝的構想工作室	多湖輝著	200 元
45. 名人名語啓示錄	喬家楓著	180 元
46. 口才必勝術	黃柏松編著	220 元
47. 能言善道的說話術	章智冠編著	180 元
48. 改變人心成爲贏家	多湖輝著	200 元

49. 說服的ＩＱ　沈永嘉譯　200 元
50. 提升腦力超速讀術　齊藤英治著　200 元
51. 操控對手百戰百勝　多湖輝著　200 元
52. 面試成功戰略　柯素娥編著　200 元
53. 摸透男人心　劉華亭編著　180 元
54. 撼動人心優勢口才　龔伯牧編著　180 元
55. 如何使對方說 yes　程　羲編著　200 元
56. 小道理・美好人生　林政峰編著　180 元
57. 拿破崙智慧箴言　柯素娥編著　200 元
58. 解開第六感之謎　匠英一編著　200 元
59. 讀心術入門　王嘉成編著　180 元

・精選系列・大展編號 25

1. 毛澤東與鄧小平　渡邊利夫等著　280 元
2. 中國大崩裂　江戶介雄著　180 元
3. 台灣・亞洲奇蹟　上村幸治著　220 元
4. 7-ELEVEN 高盈收策略　國友隆一著　180 元
5. 台灣獨立（新・中國日本戰爭一）　森詠著　200 元
6. 迷失中國的末路　江戶雄介著　220 元
7. 2000 年 5 月全世界毀滅　紫藤甲子男著　180 元
8. 失去鄧小平的中國　小島朋之著　220 元
9. 世界史爭議性異人傳　桐生操著　200 元
10. 淨化心靈享人生　松濤弘道著　220 元
11. 人生心情診斷　賴藤和寬著　220 元
12. 中美大決戰　檜山良昭著　220 元
13. 黃昏帝國美國　莊雯琳譯　220 元
14. 兩岸衝突（新・中國日本戰爭二）　森詠著　220 元
15. 封鎖台灣（新・中國日本戰爭三）　森詠著　220 元
16. 中國分裂（新・中國日本戰爭四）　森詠著　220 元
17. 由女變男的我　虎井正衛著　200 元
18. 佛學的安心立命　松濤弘道著　220 元
19. 世界喪禮大觀　松濤弘道著　280 元
20. 中國內戰（新・中國日本戰爭五）　森詠著　220 元
21. 台灣內亂（新・中國日本戰爭六）　森詠著　220 元
22. 琉球戰爭 ①（新・中國日本戰爭七）　森詠著　220 元
23. 琉球戰爭 ②（新・中國日本戰爭八）　森詠著　220 元
24. 中台戰爭（新・中國日本戰爭九）　森詠著　220 元
25. 美中開戰（新・中國日本戰爭十）　森詠著　元

・運動遊戲・大展編號 26

1. 雙人運動　李玉瓊譯　160 元

2.	愉快的跳繩運動	廖玉山譯	180 元
3.	運動會項目精選	王佑京譯	150 元
4.	肋木運動	廖玉山譯	150 元
5.	測力運動	王佑宗譯	150 元
6.	游泳入門	唐桂萍編著	200 元
7.	帆板衝浪	王勝利譯	300 元
8.	蛙泳七日通	溫仲華編著	180 元

・休閒娛樂・大展編號 27

1.	海水魚飼養法	田中智浩著	300 元
2.	金魚飼養法	曾雪玫譯	250 元
3.	熱門海水魚	毛利匡明著	480 元
4.	愛犬的教養與訓練	池田好雄著	250 元
5.	狗教養與疾病	杉浦哲著	220 元
6.	小動物養育技巧	三上昇著	300 元
7.	水草選擇、培育、消遣	安齊裕司著	300 元
8.	四季釣魚法	釣朋會著	200 元
9.	簡易釣魚入門	張果馨譯	200 元
10.	防波堤釣入門	張果馨譯	220 元
11.	透析愛犬習性	沈永嘉譯	200 元
20.	園藝植物管理	船越亮二著	220 元
21.	實用家庭菜園ＤＩＹ	孔翔儀著	200 元
30.	汽車急救ＤＩＹ	陳瑞雄編著	200 元
31.	巴士旅行遊戲	陳羲編著	180 元
32.	測驗你的ＩＱ	蕭京凌編著	180 元
33.	益智數字遊戲	廖玉山編著	180 元
40.	撲克牌遊戲與贏牌秘訣	林振輝編著	180 元
41.	撲克牌魔術、算命、遊戲	林振輝編著	180 元
42.	撲克占卜入門	王家成編著	180 元
50.	兩性幽默	幽默選集編輯組	180 元
51.	異色幽默	幽默選集編輯組	180 元
52.	幽默魔法鏡	玄虛叟編著	180 元

・銀髮族智慧學・大展編號 28

1.	銀髮六十樂逍遙	多湖輝著	170 元
2.	人生六十反年輕	多湖輝著	170 元
3.	六十歲的決斷	多湖輝著	170 元
4.	銀髮族健身指南	孫瑞台編著	250 元
5.	退休後的夫妻健康生活	施聖茹譯	200 元

·飲食保健· 大展編號 29

1.	自己製作健康茶	大海淳著	220 元
2.	好吃、具藥效茶料理	德永睦子著	220 元
3.	改善慢性病健康藥草茶	吳秋嬌譯	200 元
4.	藥酒與健康果菜汁	成玉編著	250 元
5.	家庭保健養生湯	馬汴梁編著	220 元
6.	降低膽固醇的飲食	早川和志著	200 元
7.	女性癌症的飲食	女子營養大學	280 元
8.	痛風者的飲食	女子營養大學	280 元
9.	貧血者的飲食	女子營養大學	280 元
10.	高脂血症者的飲食	女子營養大學	280 元
11.	男性癌症的飲食	女子營養大學	280 元
12.	過敏者的飲食	女子營養大學	280 元
13.	心臟病的飲食	女子營養大學	280 元
14.	滋陰壯陽的飲食	王增著	220 元
15.	胃、十二指腸潰瘍的飲食	勝健一等著	280 元
16.	肥胖者的飲食	雨宮禎子等著	280 元
17.	癌症有效的飲食	河內卓等著	300 元
18.	糖尿病有效的飲食	山田信博等著	元
19.	骨質疏鬆症有效的飲食	板橋明等著	元

·家庭醫學保健· 大展編號 30

1.	女性醫學大全	雨森良彥著	380 元
2.	初為人父育兒寶典	小瀧周曹著	220 元
3.	性活力強健法	相建華著	220 元
4.	30 歲以上的懷孕與生產	李芳黛編著	220 元
5.	舒適的女性更年期	野末悅子著	200 元
6.	夫妻前戲的技巧	笠井寬司著	200 元
7.	病理足穴按摩	金慧明著	220 元
8.	爸爸的更年期	河野孝旺著	200 元
9.	橡皮帶健康法	山田晶著	180 元
10.	三十三天健美減肥	相建華等著	180 元
11.	男性健美入門	孫玉祿編著	180 元
12.	強化肝臟秘訣	主婦之友社編	200 元
13.	了解藥物副作用	張果馨譯	200 元
14.	女性醫學小百科	松山榮吉著	200 元
15.	左轉健康法	龜田修等著	200 元
16.	實用天然藥物	鄭炳全編著	260 元
17.	神秘無痛平衡療法	林宗駛著	180 元
18.	膝蓋健康法	張果馨譯	180 元
19.	針灸治百病	葛書翰著	250 元

20. 異位性皮膚炎治癒法	吳秋嬌譯	220 元
21. 禿髮白髮預防與治療	陳炳崑編著	180 元
22. 埃及皇宮菜健康法	飯森薰著	200 元
23. 肝臟病安心治療	上野幸久著	220 元
24. 耳穴治百病	陳抗美等著	250 元
25. 高效果指壓法	五十嵐康彥著	200 元
26. 瘦水、胖水	鈴木園子著	200 元
27. 手針新療法	朱振華著	200 元
28. 香港腳預防與治療	劉小惠譯	250 元
29. 智慧飲食吃出健康	柯富陽編著	200 元
30. 牙齒保健法	廖玉山編著	200 元
31. 恢復元氣養生食	張果馨譯	200 元
32. 特效推拿按摩術	李玉田著	200 元
33. 一週一次健康法	若狹真著	200 元
34. 家常科學膳食	大塚滋著	220 元
35. 夫妻們閱讀的男性不孕	原利夫著	220 元
36. 自我瘦身美容	馬野詠子著	200 元
37. 魔法姿勢益健康	五十嵐康彥著	200 元
38. 眼病錘療法	馬栩周著	200 元
39. 預防骨質疏鬆症	藤田拓男著	200 元
40. 骨質增生效驗方	李吉茂編著	250 元
41. 蕺菜健康法	小林正夫著	200 元
42. 赧於啟齒的男性煩惱	增田豐著	220 元
43. 簡易自我健康檢查	稻葉允著	250 元
44. 實用花草健康法	友田純子著	200 元
45. 神奇的手掌療法	日比野喬著	230 元
46. 家庭式三大穴道療法	刑部忠和著	200 元
47. 子宮癌、卵巢癌	岡島弘幸著	220 元
48. 糖尿病機能性食品	劉雪卿編著	220 元
49. 奇蹟活現經脈美容法	林振輝編譯	200 元
50. Super SEX	秋好憲一著	220 元
51. 了解避孕丸	林玉佩譯	200 元
52. 有趣的遺傳學	蕭京凌編著	200 元
53. 強身健腦手指運動	羅群等著	250 元
54. 小周天健康法	莊雯琳譯	200 元
55. 中西醫結合醫療	陳蒼杰譯	200 元
56. 沐浴健康法	楊鴻儒譯	200 元
57. 節食瘦身秘訣	張芷欣編著	200 元
58. 酵素健康法	楊皓譯	200 元
59. 一天 10 分鐘健康太極拳	劉小惠譯	250 元
60. 中老年人疲勞消除法	五味雅吉著	220 元
61. 與齲齒訣別	楊鴻儒譯	220 元
62. 禪宗自然養生法	費德漢編著	200 元
63. 女性切身醫學	編輯群編	200 元

64.	乳癌發現與治療	黃靜香編著	200 元
65.	做媽媽之前的孕婦日記	林慈姮編著	180 元
66.	從誕生到一歲的嬰兒日記	林慈姮編著	180 元
67.	6個月輕鬆增高	江秀珍譯	200 元
68.	一輩子年輕開心	編輯群編	200 元
69.	怎可盲目減肥	編輯群編	200 元

・超經營新智慧・大展編號 31

1.	躍動的國家越南	林雅倩譯	250 元
2.	甦醒的小龍菲律賓	林雅倩譯	220 元
3.	中國的危機與商機	中江要介著	250 元
4.	在印度的成功智慧	山內利男著	220 元
5.	7-ELEVEN 大革命	村上豐道著	200 元
6.	業務員成功秘方	呂育清編著	200 元
7.	在亞洲成功的智慧	鈴木讓二著	220 元
8.	圖解活用經營管理	山際有文著	220 元
9.	速效行銷學	江尻弘著	220 元
10.	猶太成功商法	周蓮芬編著	200 元
11.	工廠管理新手法	黃柏松編著	220 元
12.	成功隨時掌握在凡人手中	竹村健一著	220 元
13.	服務・所以成功	中谷彰宏著	200 元
14.	輕鬆賺錢高手	增田俊男著	220 元

・親子系列・大展編號 32

1.	如何使孩子出人頭地	多湖輝著	200 元
2.	心靈啓蒙教育	多湖輝著	280 元
3.	如何使孩子數學滿分	林明嬋編著	180 元
4.	終身受用的學習秘訣	李芳黛譯	200 元
5.	數學疑問破解	陳蒼杰譯	200 元

・雅致系列・大展編號 33

1.	健康食譜春冬篇	丸元淑生著	200 元
2.	健康食譜夏秋篇	丸元淑生著	200 元
3.	純正家庭料理	陳建民等著	200 元
4.	家庭四川菜	陳建民著	200 元
5.	醫食同源健康美食	郭長聚著	200 元
6.	家族健康食譜	東畑朝子著	200 元

·美術系列· 大展編號 34

1. 可愛插畫集	鉛筆等著	220 元
2. 人物插畫集	鉛筆等著	180 元

·勞作系列· 大展編號 35

1. 活動玩具ＤＩＹ	李芳黛譯	230 元
2. 組合玩具ＤＩＹ	李芳黛譯	230 元
3. 花草遊戲ＤＩＹ	張果馨譯	250 元

·元氣系列· 大展編號 36

1. 神奇大麥嫩葉「綠效末」	山田耕路著	200 元
2. 高麗菜發酵精的功效	大澤俊彥著	200 元

·心 靈 雅 集· 大展編號 00

1. 禪言佛語看人生	松濤弘道著	180 元
2. 禪密教的奧秘	葉逯謙譯	120 元
3. 觀音大法力	田口日勝著	120 元
4. 觀音法力的大功德	田口日勝著	120 元
5. 達摩禪 106 智慧	劉華亭編譯	220 元
6. 有趣的佛教研究	葉逯謙編譯	170 元
7. 夢的開運法	蕭京凌譯	180 元
8. 禪學智慧	柯素娥編譯	130 元
9. 女性佛教入門	許俐萍譯	110 元
10. 佛像小百科	心靈雅集編譯組	130 元
11. 佛教小百科趣談	心靈雅集編譯組	120 元
12. 佛教小百科漫談	心靈雅集編譯組	150 元
13. 佛教知識小百科	心靈雅集編譯組	150 元
14. 佛學名言智慧	松濤弘道著	220 元
15. 釋迦名言智慧	松濤弘道著	220 元
16. 活人禪	平田精耕著	120 元
17. 坐禪入門	柯素娥編譯	150 元
18. 現代禪悟	柯素娥編譯	130 元
19. 道元禪師語錄	心靈雅集編譯組	130 元
20. 佛學經典指南	心靈雅集編譯組	130 元
21. 何謂「生」阿含經	心靈雅集編譯組	150 元
22. 一切皆空　般若心經	心靈雅集編譯組	180 元
23. 超越迷惘　法句經	心靈雅集編譯組	130 元
24. 開拓宇宙觀　華嚴經	心靈雅集編譯組	180 元

25. 真實之道　法華經	心靈雅集編譯組	180 元
26. 自由自在　涅槃經	心靈雅集編譯組	180 元
27. 沈默的教示　維摩經	心靈雅集編譯組	150 元
28. 開通心眼　佛語佛戒	心靈雅集編譯組	130 元
29. 揭秘寶庫　密教經典	心靈雅集編譯組	180 元
30. 坐禪與養生	廖松濤譯	110 元
31. 釋尊十戒	柯素娥編譯	120 元
32. 佛法與神通	劉欣如編著	120 元
33. 悟（正法眼藏的世界）	柯素娥編譯	120 元
34. 只管打坐	劉欣如編著	120 元
35. 喬答摩・佛陀傳	劉欣如編著	120 元
36. 唐玄奘留學記	劉欣如編著	120 元
37. 佛教的人生觀	劉欣如編譯	110 元
38. 無門關(上卷)	心靈雅集編譯組	150 元
39. 無門關(下卷)	心靈雅集編譯組	150 元
40. 業的思想	劉欣如編著	130 元
41. 佛法難學嗎	劉欣如著	140 元
42. 佛法實用嗎	劉欣如著	140 元
43. 佛法殊勝嗎	劉欣如著	140 元
44. 因果報應法則	李常傳編	180 元
45. 佛教醫學的奧秘	劉欣如編著	150 元
46. 紅塵絕唱	海　若著	130 元
47. 佛教生活風情	洪丕謨、姜玉珍著	220 元
48. 行住坐臥有佛法	劉欣如著	160 元
49. 起心動念是佛法	劉欣如著	160 元
50. 四字禪語	曹洞宗青年會	200 元
51. 妙法蓮華經	劉欣如編著	160 元
52. 根本佛教與大乘佛教	葉作森編	180 元
53. 大乘佛經	定方晟著	180 元
54. 須彌山與極樂世界	定方晟著	180 元
55. 阿闍世的悟道	定方晟著	180 元
56. 金剛經的生活智慧	劉欣如著	180 元
57. 佛教與儒教	劉欣如編譯	180 元
58. 佛教史入門	劉欣如編譯	180 元
59. 印度佛教思想史	劉欣如編譯	200 元
60. 佛教與女性	劉欣如編譯	180 元
61. 禪與人生	洪丕謨主編	260 元
62. 領悟佛經的智慧	劉欣如著	200 元
63. 假相與實相	心靈雅集編	200 元
64. 耶穌與佛陀	劉欣如著	200 元
65. 迴向與開悟	劉欣如著	200 元
66. 具佛心享永生	編輯群著	200 元

・經 營 管 理・ 大展編號 01

◎ 創新經營管理六十六大計(精)	蔡弘文編	780 元
1. 如何獲取生意情報	蘇燕謀譯	110 元
5. 推銷大王秘錄	原一平著	180 元
6. 新創意・賺大錢	王家成譯	90 元
11. 撼動人心的推銷法	原一平著	150 元
17. 一流的管理	蔡弘文編	150 元
20. 突破商場人際學	林振輝編著	90 元
24. 小公司經營策略	王嘉誠著	160 元
27. 如何創造商場智囊團	林振輝編譯	150 元
28. 十分鐘推銷術	林振輝編譯	180 元
33. 自我經濟學	廖松濤編譯	100 元
34. 一流的經營	陶田生編著	120 元
35. 女性職員管理術	王昭國編譯	120 元
36. ＩＢＭ的人事管理	鐘文訓編譯	150 元
37. 現代電腦常識	王昭國編譯	150 元
39. 如何發揮廣告效果	王昭國編譯	150 元
40. 最新管理技巧	王昭國編譯	150 元
41. 一流推銷術	廖松濤編譯	150 元
42. 包裝與促銷技巧	王昭國編譯	130 元
45. 企業人事管理	松下幸之助著	100 元
46. 華僑經商致富術	廖松濤編譯	130 元
47. 豐田式銷售技巧	廖松濤編譯	180 元
48. 如何掌握銷售技巧	王昭國編著	130 元
52. 新世紀的服務業	鐘文訓編譯	100 元
53. 成功的領導者	廖松濤編譯	120 元
54. 女推銷員成功術	李玉瓊編譯	130 元
55. ＩＢＭ人才培育術	鐘文訓編譯	100 元
56. 企業人自我突破法	黃琪輝編著	150 元
58. 財富開發術	蔡弘文編著	130 元
59. 成功的店舖設計	鐘文訓編著	150 元
61. 企管回春法	蔡弘文編著	130 元
62. 小企業經營指南	鐘文訓編譯	100 元
64. 迎接商業新時代	廖松濤編譯	100 元
66. 新手股票投資入門	何朝乾編著	200 元
67. 上揚股與下跌股	何朝乾編譯	180 元
68. 股票速成學	何朝乾編譯	200 元
69. 理財與股票投資策略	黃俊豪編著	180 元
70. 黃金投資策略	黃俊豪編著	180 元
71. 厚黑管理學	廖松濤編譯	180 元
73. 透視西武集團	林谷燁編譯	150 元
76. 巡迴行銷術	陳蒼杰譯	150 元

77. 推銷的魔術	王嘉誠譯	120 元
78. 60 秒指導部屬	周蓮芬編譯	150 元
79. 精銳女推銷員特訓	李玉瓊編譯	130 元
81. 海外不動產投資	許達守編譯	150 元
82. 八百伴的世界策略	李玉瓊譯	150 元
84. 零庫存銷售	黃東謙編譯	150 元
85. 三分鐘推銷管理	劉名揚編譯	150 元
86. 推銷大王奮鬥史	原一平著	150 元
87. 豐田汽車的生產管理	林谷燁編譯	200 元

・成 功 寶 庫・大展編號 02

2. 拍馬屁訣竅	廖玉山編譯	110 元
4. 聽話的藝術	歐陽輝編譯	110 元
10. 上班族禮儀	廖玉山編著	120 元
12. 創造自信的新人生	廖松濤編著	120 元
15. 神奇瞬間瞑想法	廖松濤編譯	100 元
16. 人生成功之鑰	楊意苓編著	150 元
19. 給企業人的諍言	鐘文訓編著	120 元
20. 企業家自律訓練法	陳義編譯	100 元
21. 上班族妖怪學	廖松濤編著	100 元
25. 你是上班族中強者	嚴思圖編著	100 元
30. 成功頓悟 100 則	蕭京凌編譯	130 元
32. 知性幽默	李玉瓊編譯	130 元
33. 熟記對方絕招	黃靜香編譯	100 元
37. 察言觀色的技巧	劉華亭編著	180 元
38. 一流領導力	施義彥編譯	120 元
40. 30 秒鐘推銷術	廖松濤編譯	150 元
42. 尖端時代行銷策略	陳蒼杰編著	100 元
43. 顧客管理學	廖松濤編著	100 元
47. 上班族口才學	楊鴻儒譯	120 元
48. 上班族新鮮人須知	程羲編著	120 元
49. 如何左右逢源	程羲編著	130 元
55. 性惡企業管理學	陳蒼杰譯	130 元
56. 自我啓發 200 招	楊鴻儒編著	150 元
57. 做個傑出女職員	劉名揚編著	130 元
58. 靈活的集團營運術	楊鴻儒編著	120 元
60. 個案研究活用法	楊鴻儒編著	130 元
61. 企業教育訓練遊戲	楊鴻儒編著	120 元
62. 管理者的智慧	程義編譯	130 元
63. 做個佼佼管理者	馬筱莉編譯	130 元
67. 活用禪學於企業	柯素娥編譯	130 元
69. 幽默詭辯術	廖玉山編譯	150 元
71. 自我培育・超越	蕭京凌編譯	150 元

國家圖書館出版品預行編目資料

怎麼可盲目減肥／家庭醫學保健編輯群編著
－初版－臺北市，大展，民 90
面；21 公分－（家庭醫學保健；69）
ISBN 957-468-068-1（平裝）
1. 減肥
411.35　　90004683

怎可盲目減肥

ISBN 957-468-068-1

編 著 者／家庭醫學保健編輯群
插　　圖／王 淑 雲
發 行 人／蔡 森 明
出 版 者／大展出版社有限公司
社　　址／台北市北投區（石牌）致遠一路 2 段 12 巷 1 號
電　　話／(02) 28236031・28236033・28233123
傳　　真／(02) 28272069
郵政劃撥／01669551（大展）
E-mail／dah-jaan@ms9.tisnet.net.tw
登 記 證／局版臺業字第 2171 號
承 印 者／國順圖書印刷公司
裝　　訂／嶸興裝訂有限公司
排 版 者／千兵企業有限公司
初版1刷／2001 年（民 90 年） 6 月
初版發行／2001 年（民 90 年） 7 月

定　價／200 元

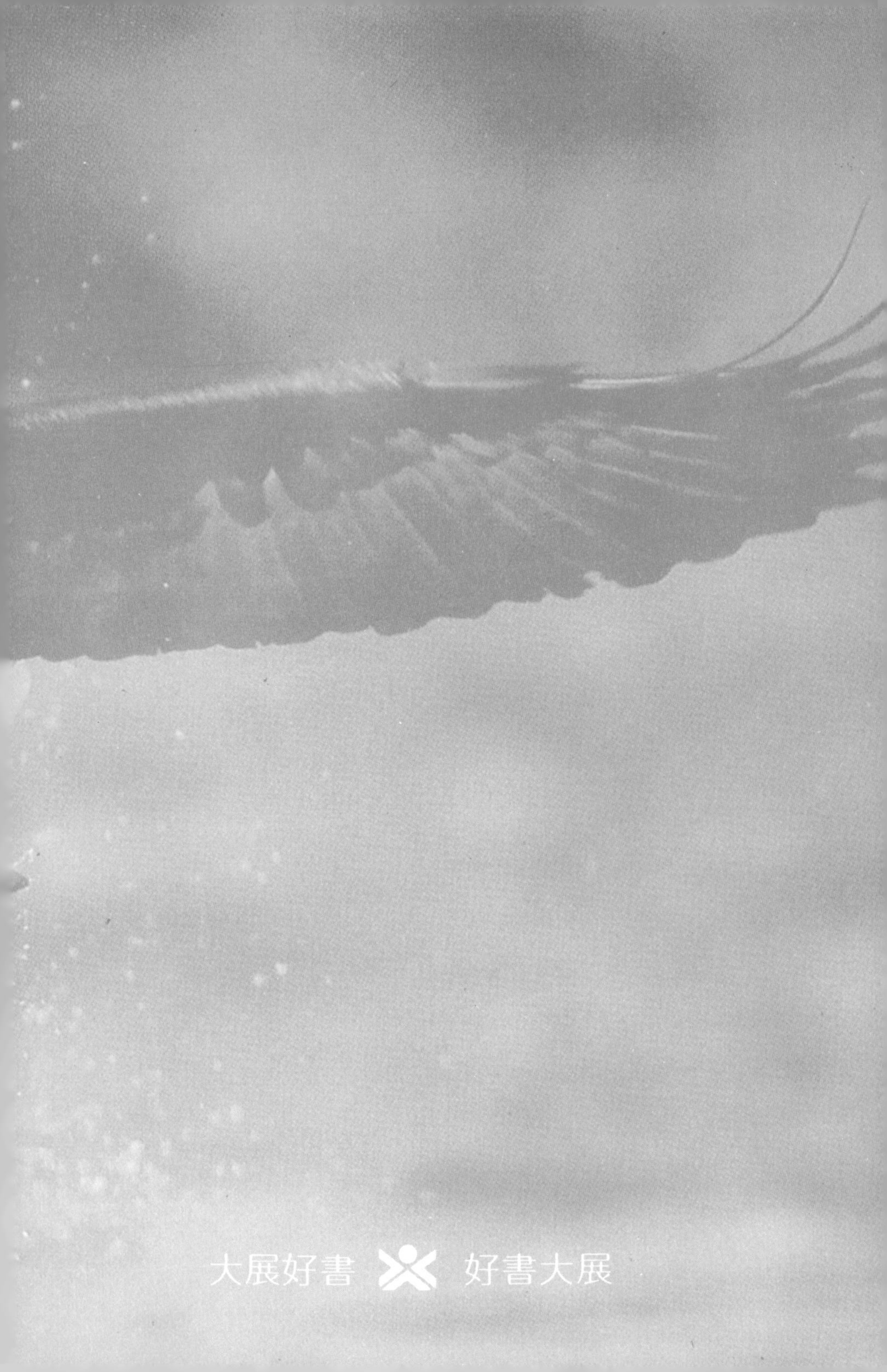
大展好書 好書大展

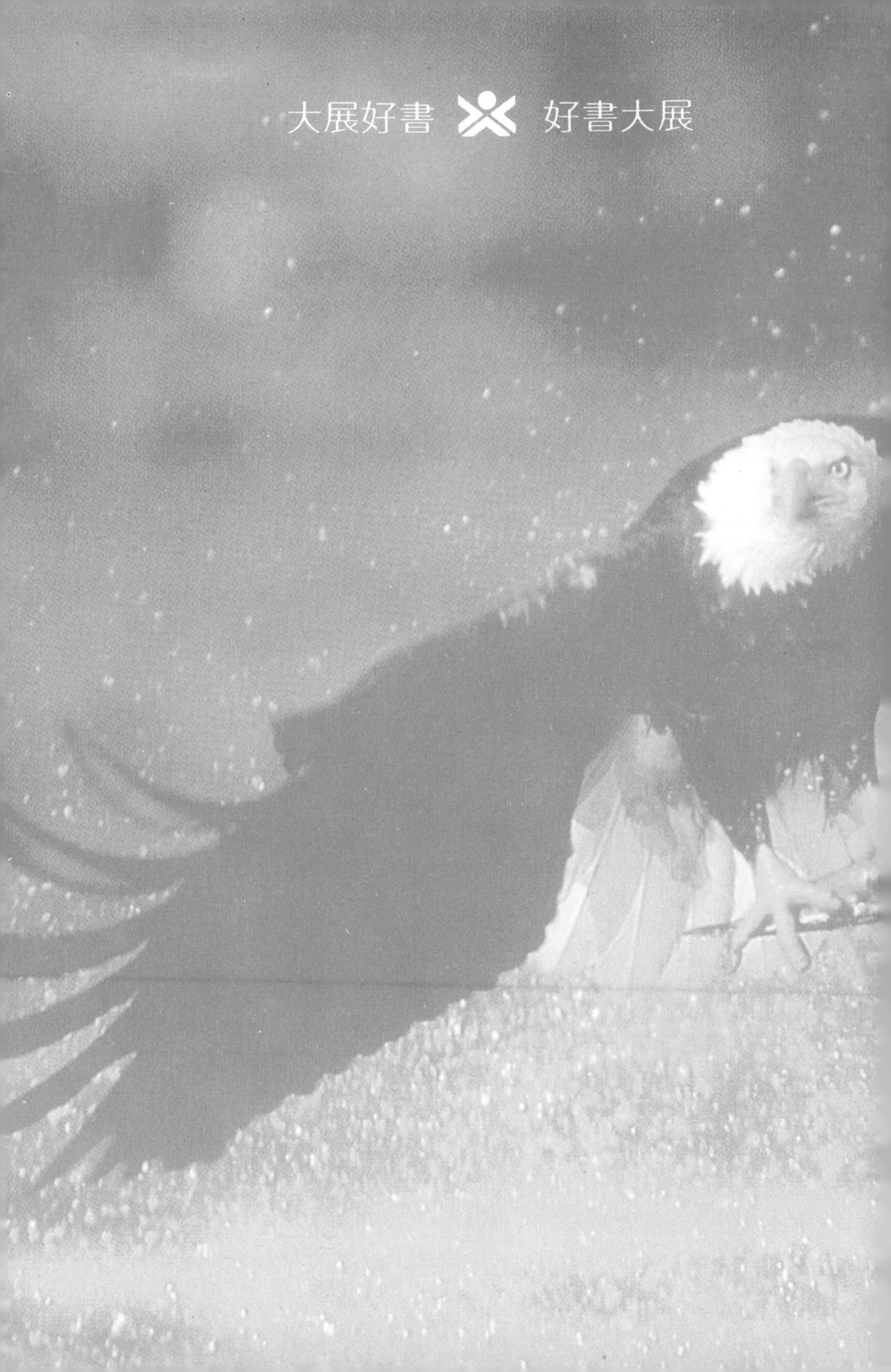
大展好書 好書大展